L'infirmier

Anesthésiste

Le Guide complet

ALEXANDRE CAREWELL

Table des matières

Chapitre 1 : Introduction à l'Anesthésie   15

Histoire et évolution de l'anesthésie   15

Rôles et responsabilités de l'infirmier anesthésiste   17

Les caractéristiques clés d'un infirmier anesthésiste efficace   18

Chapitre 2 : Fondamentaux de l'Anesthésie   21

Types d'anesthésie: générale, locale, régionale   21

Principes de pharmacologie en anesthésie   23

Moniteurage du patient sous anesthésie   25

Chapitre 3 : L'Avant-Opératoire   28

Evaluation pré-anesthésique du patient   28

Préparation mentale et émotionnelle du patient   34

Anticipation des défis cliniques   36

Chapitre 4 : En Salle d'Opération   38

Techniques d'induction et de maintien anesthésique   38

- Gestion des voies aériennes 40

- Moniteurage avancé et son importance 42

- Gestion des complications intraopératoires 44

Chapitre 5 : L'Après-Opératoire 47

- Surveillance post-anesthésie 47

- Gestion de la douleur postopératoire 49

- Complications post-anesthésiques courantes et leur prise en charge 51

Chapitre 6 : Les Techniques Spéciales en Anesthésie 54

- Anesthésie pédiatrique : défis et particularités 54

- Anesthésie pour les chirurgies obstétriques 56

- Anesthésie en situations d'urgence et en traumatologie 58

Chapitre 7 : La Simulation en Anesthésie 61

- L'importance de la simulation dans la formation 61

- Scénarios courants et comment les utiliser efficacement 63

- Retours d'expériences et leçons apprises grâce à la simulation 65

Chapitre 8 : La Communication en Salle d'Opération 68

- Techniques de communication efficaces avec l'équipe chirurgicale 68

Gérer les désaccords et les tensions en salle d'opération — 70

Importance de la communication avec le patient et la famille — 72

Chapitre 9 : La Gestion des Ressources et la Sécurité en Anesthésie — 75

Optimisation de l'utilisation des équipements et médicaments — 75

Procédures et protocoles pour garantir la sécurité du patient — 77

La gestion des incidents et des erreurs en anesthésie — 79

Chapitre 10 : La Collaboration Interprofessionnelle — 82

Travailler avec les chirurgiens : comprendre leurs besoins et attentes — 82

La synergie avec les infirmières de salle de réveil et de soins intensifs — 84

La collaboration avec les pharmaciens et autres spécialistes — 86

Chapitre 11 : Les Pathologies Spécifiques et leurs Implications en Anesthésie — 89

Gérer des patients avec des comorbidités multiples — 89

Anesthésie pour les patients atteints de maladies rares — 91

Considérations spéciales pour les patients âgés — 93

Chapitre 12 : Urgences et Situations Exceptionnelles en Anesthésie   96

   L'anesthésie en situations de catastrophes et de crises humanitaires   96

   Prise en charge d'une réaction anaphylactique   98

   L'anesthésie hors du bloc opératoire : situations d'urgence   100

Chapitre 13 : L'Anesthésie et les Populations Particulières   103

   Patients immunodéprimés et transplantés   103

   Anesthésie pour les patients avec des troubles psychiatriques   105

   Considérations pour les patients obèses ou bariatriques   107

Chapitre 14 : Gestion de la Douleur Chronique   109

   Rôle de l'infirmier anesthésiste dans les cliniques de la douleur   109

   Techniques avancées de gestion de la douleur   110

   Collaborer avec d'autres spécialistes en gestion de la douleur   112

Chapitre 15 : L'Environnement et l'Infrastructure de la Salle d'Opération   115

   Conception et organisation optimales d'une salle d'anesthésie   115

La sécurité environnementale et les protocoles d'hygiène   117

Gestion des ressources et approvisionnements   119

Chapitre 16 : Les Enjeux de la Formation en Anesthésie   122

Évolution des programmes de formation et de certification   122

L'importance des compétences non techniques dans la formation   124

Supervision, mentorat et transmission des connaissances   126

Chapitre 17 : L'Anesthésie Ambulatoire   128

Principes et avantages de l'anesthésie ambulatoire   128

Sélection des patients et préparation   129

Gestion post-opératoire et suivi   131

Chapitre 18 : Les Enjeux Psychologiques en Anesthésie   134

L'anxiété pré-opératoire : comprendre et rassurer le patient   134

Soutenir les patients après une expérience traumatisante   136

Le rôle du soutien psychologique pour le personnel en anesthésie   137

Chapitre 19 : Complémentarité entre Anesthésie et Réanimation   140

Principes de base de la réanimation   140

Transfert du patient entre la salle 142
d'opération et l'unité de soins intensifs

Collaboration entre infirmiers 143
anesthésistes et médecins
réanimateurs

Chapitre 20 : Les Médicaments en 146
Anesthésie : Actualités et Perspectives

Nouveaux agents anesthésiques sur le 146
marché

Tendances en matière de sédation et 147
de blocs nerveux

Enjeux liés à la résistance aux 149
médicaments et alternatives

Chapitre 21 : La Qualité et l'Amélioration 152
Continue en Anesthésie

Principes de la gestion de la qualité en 152
santé

Méthodologies pour l'évaluation et 154
l'amélioration de la performance

Retour d'expérience et analyse des 156
incidents

Chapitre 22 : Perspectives Historiques de 159
l'Anesthésie

L'évolution de l'anesthésie à travers les 159
âges

Pionniers et découvertes marquantes 161

Leçons tirées du passé et influence sur 163
la pratique actuelle

Chapitre 23 : Le Développement de Carrière   166

Parcours académique et formation continue   166

Opportunités de spécialisation dans le domaine de l'anesthésie   168

Réseautage, mentorat et leadership en anesthésie   170

Chapitre 24 : Les Innovations Technologiques en Anesthésie   174

L'émergence de l'anesthésie guidée par l'intelligence artificielle   174

Nouveaux dispositifs et équipements d'anesthésie   176

La télémédecine et son rôle en anesthésie   178

Chapitre 25 : L'Avenir de l'Anesthésie   181

Innovations technologiques et leur impact   181

Recherche et développement en anesthésie   183

La vision du futur : l'infirmier anesthésiste de demain   185

Chapitre 26 : Ressources et Références Complémentaires   188

Livres de référence et articles clés   188

Organisations professionnelles et conférences   191

Réseautage et communautés professionnelles

« L'infirmier anesthésiste n'est pas seulement un technicien des médicaments et des machines ; il est avant tout un gardien vigilant du sommeil du patient et un pilier essentiel de la confiance en salle d'opération. »

Chapitre 1 :
INTRODUCTION À L'ANESTHÉSIE

Histoire et évolution de l'anesthésie

Au cœur du développement médical, l'histoire de l'anesthésie est à la fois fascinante et cruciale. Elle témoigne de la quête incessante de l'humanité à soulager la douleur, transformant d'innombrables procédures chirurgicales de tourments insupportables en interventions tolérables, voire imperceptibles.

Les origines de l'anesthésie remontent à l'Antiquité, bien avant que le terme lui-même n'existe. Les premières civilisations utilisaient des potions à base d'herbes et d'opiacés pour endormir leurs patients lors d'interventions chirurgicales. Les égyptiens, par exemple, avaient recours à des extraits d'opium et de mandragore. Les Chinois, quant à eux, utilisaient l'acupuncture pour engourdir certaines parties du corps.

Mais c'est au 19ème siècle que l'anesthésie connaît un véritable tournant. En 1846, le monde médical est ébranlé lorsqu'un dentiste américain nommé William Morton démontre publiquement l'utilisation réussie de l'éther pour endormir un patient lors d'une extraction dentaire à Boston. Cette démonstration ouvre la porte à l'adoption rapide de l'éther dans le monde entier.

L'éther, cependant, n'était pas sans inconvénients. Il était inflammable, avait une odeur désagréable et pouvait causer des nausées. D'autres agents, tels que le chloroforme, ont été introduits peu après. Le chloroforme gagne en popularité après avoir été utilisé pour soulager la douleur de l'accouchement de la Reine Victoria en 1853.

Malgré sa popularité, il présente ses propres risques, notamment une toxicité cardiaque.

À la fin du 19ème et au début du 20ème siècle, des progrès significatifs sont réalisés avec la découverte de la cocaïne comme anesthésique local et l'introduction de l'oxyde nitreux, encore utilisé aujourd'hui. En parallèle, le développement des techniques d'intubation offre aux anesthésistes la capacité de maintenir les voies respiratoires ouvertes, changeant ainsi la donne pour les chirurgies plus complexes et les patients à haut risque.

Au fur et à mesure que la science progresse, l'anesthésie évolue avec l'apparition des barbituriques, des benzodiazépines et d'autres agents intraveineux. Le 20ème siècle voit l'essor de la surveillance électronique des patients, permettant aux anesthésistes de surveiller en temps réel le cœur, la pression artérielle, l'oxygénation et d'autres paramètres vitaux, augmentant ainsi la sécurité des patients.

L'histoire de l'anesthésie est le reflet de la capacité humaine à innover face aux défis. C'est l'histoire de la persévérance, du courage et de l'ingéniosité. Grâce à ces avancées, les chirurgies autrefois mortelles ou impossibles sont devenues courantes, offrant une nouvelle vie à des millions de personnes. Et tandis que nous nous tournons vers l'avenir, avec des technologies comme l'intelligence artificielle et la personnalisation de l'anesthésie, il est certain que les prochaines pages de cette histoire seront tout aussi, sinon plus, révolutionnaires.

Rôles et responsabilités
de l'infirmier anesthésiste

L'infirmier anesthésiste, une figure centrale du bloc opératoire, joue un rôle crucial pour garantir le bien-être et la sécurité des patients avant, pendant et après une intervention chirurgicale. Avec une formation spécifique, approfondie et rigoureuse, il est le maillon indispensable entre le patient, l'équipe chirurgicale et l'anesthésiologie.

Avant l'Intervention :

L'un des premiers rôles de l'infirmier anesthésiste est l'évaluation pré-anesthésique. Il rencontre le patient, recueille ses antécédents médicaux, ses allergies éventuelles, ses médicaments actuels et toute autre information pertinente pour anticiper et prévenir d'éventuelles complications. Cette étape permet également de rassurer le patient, d'aborder ses craintes et d'établir une relation de confiance.

Il est également responsable de la préparation des médicaments et du matériel nécessaires pour l'anesthésie, s'assurant ainsi que tout est prêt et en ordre pour l'intervention.

Durant l'Intervention :

Lorsque le patient est en salle d'opération, l'infirmier anesthésiste est souvent celui qui administre l'anesthésie, qu'elle soit générale, régionale ou locale. Tout au long de l'opération, il surveille constamment les paramètres vitaux du patient - comme la fréquence cardiaque, la pression artérielle, la saturation en oxygène, la température - et ajuste l'anesthésie en conséquence pour garantir un état stable.

De plus, il travaille en étroite collaboration avec le chirurgien et l'équipe médicale, signalant tout changement ou anomalie et intervenant rapidement en cas de complications.

Après l'Intervention :
Lorsque la chirurgie est terminée, l'infirmier anesthésiste joue un rôle clé dans le réveil du patient. Il s'assure que le patient se réveille en toute sécurité, surveille d'éventuels effets secondaires de l'anesthésie et gère la douleur post-opératoire. Il est souvent le premier visage que le patient voit après l'opération, offrant réconfort et informations sur l'intervention.

Responsabilités Additionnelles :
Outre ces rôles essentiels, l'infirmier anesthésiste peut également être chargé de la formation des étudiants et des nouveaux membres du personnel, de la recherche pour améliorer les techniques anesthésiques et de la participation à des comités hospitaliers pour garantir des normes élevées de soins et de sécurité.

L'infirmier anesthésiste est une sentinelle de la sécurité du patient, un pilier du monde chirurgical, combinant compétences techniques, connaissance médicale approfondie et compassion. Sa présence rassurante et son expertise garantissent que, dans le monde complexe et en constante évolution de l'anesthésie, chaque patient reçoit des soins de la plus haute qualité.

Les caractéristiques clés d'un infirmier anesthésiste efficace

L'infirmier anesthésiste endosse une responsabilité immense au sein de l'équipe médicale. Pour exercer ce rôle avec compétence et assurer la sécurité et le bien-être des patients, il doit posséder une combinaison unique de qualités professionnelles, interpersonnelles et émotionnelles. Voici les caractéristiques clés d'un infirmier anesthésiste efficace :

- **Expertise clinique** : Au cœur de la profession, une solide connaissance des principes d'anesthésie, des médicaments et des techniques est essentielle. La capacité de prendre des décisions rapides basées sur cette expertise est cruciale.
- **Attention aux détails** : Lors de l'administration d'anesthésiques, une petite variation de dosage ou une omission dans l'évaluation du patient peut avoir des conséquences majeures. Un œil attentif aux détails est donc primordial.
- **Compétences en communication** : L'infirmier anesthésiste doit être capable de communiquer efficacement avec les patients, les familles et l'équipe médicale. Il doit expliquer les procédures de manière claire et rassurante, tout en étant capable d'écouter activement.
- **Calme sous pression** : Dans le bloc opératoire, des situations imprévues peuvent survenir à tout moment. La capacité à rester calme, à penser de manière logique et à agir rapidement est fondamentale.
- **Empathie** : Comprendre et partager les sentiments d'autrui, en particulier les patients anxieux ou effrayés, permet d'établir une relation de confiance et d'assurer une meilleure expérience pour le patient.
- **Capacité d'adaptation** : La médecine est un domaine en constante évolution. Un infirmier anesthésiste efficace est prêt à s'adapter à de nouvelles techniques, technologies et pratiques pour offrir les meilleurs soins possibles.
- **Esprit d'équipe** : Travailler en synergie avec chirurgiens, infirmiers, techniciens et autres professionnels de santé est essentiel pour assurer la sécurité et l'efficacité d'une procédure.

Compétences en résolution de problèmes : Face à des défis imprévus ou à des complications, un infirmier anesthésiste doit être en mesure de réfléchir de manière créative et critique pour trouver des solutions.

Intégrité professionnelle : Adhérer à une éthique médicale stricte, respecter la confidentialité et agir toujours dans l'intérêt du patient sont des qualités fondamentales.

Engagement continu envers l'apprentissage : La médecine avance à pas de géant. Un infirmier anesthésiste efficace recherche constamment des opportunités de formation continue pour rester à la pointe de son domaine.

En combinant ces caractéristiques, l'infirmier anesthésiste est non seulement un expert en anesthésiologie, mais aussi un défenseur, un éducateur et un allié essentiel pour chaque patient qu'il rencontre. Ces qualités, lorsqu'elles sont cultivées et affinées, font la différence entre un professionnel compétent et un professionnel exceptionnel.

Chapitre 2 :
FONDAMENTAUX DE L'ANESTHÉSIE

Types d'anesthésie:
générale, locale, régionale

La maîtrise de la douleur et de la conscience pendant les procédures médicales est au cœur de l'anesthésiologie. Selon la nature de l'intervention et la condition du patient, différents types d'anesthésie sont employés. Chacun a ses avantages, ses applications spécifiques et ses considérations. Explorons ensemble ces types d'anesthésie.

Anesthésie Générale :

Description : L'anesthésie générale met le patient dans un état d'inconscience profonde. Pendant cet état, le patient ne ressent aucune douleur et n'a aucune mémoire de la procédure.

Méthode d'administration : Elle peut être administrée par inhalation (gaz anesthésiques) ou par injection intraveineuse. Souvent, une combinaison des deux est utilisée.

Utilisation : Couramment employée pour les chirurgies majeures, comme les interventions thoraciques, abdominales ou cardiaques.

Considérations : La surveillance des paramètres vitaux est essentielle. L'intubation peut être nécessaire pour protéger les voies respiratoires et assurer une ventilation adéquate.

Anesthésie Locale :

Description : L'anesthésie locale engourdit une petite zone spécifique du corps, laissant le patient pleinement conscient.

Méthode d'administration : Elle est souvent administrée par injection directe dans la zone de l'intervention.

Utilisation : Typiquement utilisée pour des interventions mineures comme l'extraction d'une dent, le retrait d'un grain de beauté ou le traitement d'une petite lésion cutanée.

Considérations : Le patient peut ressentir une pression ou un mouvement, mais pas de douleur. Une légère sensation de picotement ou de brûlure peut être ressentie lors de l'injection.

Anesthésie Régionale :

Description : Elle engourdit une région plus grande du corps, comme un membre entier ou la partie inférieure du corps.

Méthode d'administration :

Bloc nerveux plexique : L'anesthésique est injecté près d'un plexus nerveux, affectant une région du corps, comme le bras.

Rachianesthésie : L'anesthésique est injecté dans le liquide céphalorachidien autour de la moelle épinière, engourdissant la partie inférieure du corps.

Péridurale : Semblable à la rachianesthésie, mais l'anesthésique est injecté dans l'espace épidural, autour de la moelle épinière.

Utilisation : Souvent employée pour les accouchements (péridurale), les chirurgies des membres, ou des interventions sur l'abdomen inférieur ou le bassin.

Considérations : Le patient reste conscient, mais la région anesthésiée est insensible à la douleur. Dans certains cas, des sédatifs peuvent être administrés pour détendre le patient.

Chacun de ces types d'anesthésie offre des avantages spécifiques en fonction de la procédure et des besoins du patient. Le choix dépend de nombreux facteurs, dont la nature de l'intervention, l'état de santé du patient, et parfois, la préférence du patient lui-même. Dans tous les cas, l'objectif principal est d'assurer la sécurité et le confort du patient tout au long de l'intervention.

Principes de pharmacologie en anesthésie

La pharmacologie est un pilier essentiel de l'anesthésie. La maîtrise des médicaments, de leurs effets et de leurs interactions est fondamentale pour garantir la sécurité et l'efficacité de l'anesthésie. Voici un aperçu des principes clés de la pharmacologie en anesthésie :

Pharmacocinétique :

Absorption : Comment le médicament pénètre-t-il dans l'organisme ? Par exemple, les médicaments inhalés peuvent être absorbés rapidement par les poumons.

Distribution : Une fois dans le corps, comment le médicament est-il distribué dans les différents tissus ?

Métabolisme : Comment le médicament est-il transformé ou décomposé, généralement par le foie ?

Élimination : Comment le médicament est-il éliminé du corps, souvent via les reins ou la respiration ?

Pharmacodynamique :

Décrit l'effet du médicament sur le corps. Comment fonctionne-t-il au niveau cellulaire ou moléculaire ? Par exemple, certains médicaments agissent en bloquant les canaux ioniques des cellules nerveuses, empêchant ainsi la transmission de la douleur.

Agents Inducteurs :

Ce sont les médicaments utilisés pour induire l'anesthésie générale. Ils peuvent être administrés par voie intraveineuse ou inhalée.

Agents de Maintenance :

Une fois que le patient est sous anesthésie, ces médicaments maintiennent l'état d'inconscience. Ils peuvent inclure des gaz inhalés comme le sevoflurane ou des médicaments administrés par perfusion continue.

Analgésiques :

Ces médicaments sont utilisés pour gérer et réduire la douleur. Cela inclut les opioïdes comme le fentanyl ou la morphine et les non-opioïdes comme le paracétamol.

Bloqueurs neuromusculaires :

Employés pour provoquer une relaxation musculaire, ces agents sont souvent utilisés lors d'interventions nécessitant une immobilisation complète.

Agents de Réversion :

Ces médicaments sont utilisés pour inverser les effets d'autres agents, comme les bloqueurs neuromusculaires.

Vasoactifs :

Ces agents affectent le tonus vasculaire, la pression artérielle et la contractilité cardiaque.

Ils sont utilisés pour soutenir la fonction cardiovasculaire pendant l'anesthésie.

Sédatifs et tranquillisants :

Utilisés pour détendre et sédater les patients avant et parfois après la chirurgie.

Considérations particulières :

Les interactions médicamenteuses, les allergies, les variations génétiques et les états pathologiques peuvent tous influencer la manière dont un patient réagit à un médicament. La connaissance et la vigilance sont essentielles.

La pharmacologie en anesthésie est un domaine vaste et complexe. Chaque médicament possède des caractéristiques uniques et interagit différemment avec l'organisme. Une compréhension approfondie de ces principes permet à l'anesthésiste de choisir et d'administrer des médicaments de manière à optimiser les soins tout en minimisant les risques.

Moniteurage du patient sous anesthésie

L'anesthésie, bien que routinière dans de nombreuses interventions, est une procédure délicate qui nécessite une surveillance étroite du patient. Le moniteurage pendant l'anesthésie est essentiel pour assurer la sécurité du patient, pour détecter précocement les complications et pour guider les interventions de l'anesthésiste. Voici un aperçu des éléments clés du moniteurage en anesthésie :

Monitorage Cardiovasculaire:

Electrocardiographie (ECG) : Suivi des activités électriques du cœur, détection des arythmies et autres anomalies cardiaques.

Pression Artérielle Non Invasive (PANI) : Mesure régulière de la pression artérielle à l'aide d'un brassard.

Pression Artérielle Invasive (PAI) : Mesure continue de la pression artérielle via un cathéter introduit dans une artère, généralement utilisée pour les chirurgies majeures ou les patients instables.

Oxymétrie de Pouls : Mesure de la saturation en oxygène du sang à l'aide d'un capteur placé généralement sur le doigt.

Monitorage Respiratoire:

Capnographie : Mesure continue du CO_2 expiré, essentielle pour évaluer la ventilation.

Débit et Volume Tidal : Suivi de la quantité d'air inspirée et expirée à chaque respiration.

Analyse des Gaz Inspirés et Expirés : Assure que le mélange de gaz respiratoires est approprié et que l'équipement fonctionne correctement.

Monitorage Neurologique:

Bispectral Index (BIS) : Une mesure qui évalue le degré de conscience du patient pendant l'anesthésie générale.

Monitoring Neuromusculaire : Pour surveiller l'effet des agents bloquants neuromusculaires et leur réversion.

Monitorage de la Température:

La surveillance de la température corporelle est cruciale, car l'hypothermie ou l'hyperthermie peuvent avoir des conséquences graves pendant et après la chirurgie.

Monitorage de la Diurèse:

La mesure du débit urinaire peut fournir des informations sur la fonction rénale et l'état hémodynamique du patient.

Monitorage de la Profondeur de l'Anesthésie:
A l'aide de divers dispositifs et techniques, comme le BIS, pour s'assurer que le patient est à un niveau approprié d'anesthésie.
Détecteurs d'Emboli Gazeux:
Utilisés dans certaines chirurgies à haut risque d'embolies gazeuses.
Monitorage Hémostatique:
Lors de chirurgies avec un risque élevé de saignement, le monitorage de la coagulation sanguine en temps réel peut être crucial.
Alarms and Alerts:
Tous les moniteurs sont équipés d'alarmes pour notifier l'équipe médicale de tout paramètre qui sort des limites normales.

La précision et la rapidité sont essentielles lorsqu'il s'agit de monitorer un patient sous anesthésie. Les anesthésistes doivent être formés non seulement à interpréter les données fournies par ces moniteurs, mais aussi à répondre rapidement et de manière appropriée à toute anomalie détectée. La technologie moderne a grandement amélioré la sécurité du patient pendant l'anesthésie, mais c'est la vigilance et l'expertise de l'anesthésiste qui sont vraiment au cœur de soins sûrs et efficaces.

Chapitre 3 :
L'AVANT-OPÉRATOIRE

Évaluation pré-anesthésique du patient

• Anamnèse

L'anamnèse est un élément fondamental de la médecine. C'est le processus par lequel le professionnel de santé recueille des informations sur le patient, en lui posant des questions sur son passé médical, ses symptômes actuels, son mode de vie, ses habitudes, et d'autres aspects pertinents de sa santé. Dans le contexte de l'anesthésie, une anamnèse soigneusement réalisée est essentielle pour anticiper et prévenir les complications potentielles.

- Informations Démographiques:
  - Nom, âge, sexe, poids, taille et coordonnées. Ces informations de base peuvent influencer les décisions concernant l'anesthésie.
- Antécédents Médicaux:
  - Maladies chroniques (diabète, hypertension, asthme, maladies cardiaques, rénales ou hépatiques, etc.).
  - Historique chirurgical, en particulier les expériences antérieures avec l'anesthésie.
  - Historique des allergies, notamment les réactions aux médicaments.
  - Médicaments actuellement pris, y compris les doses, les médicaments en vente libre et les compléments alimentaires.
- Histoire de l'Anesthésie:
  - Complications antérieures liées à l'anesthésie, comme la maligne hyperthermie,

les réactions allergiques ou d'autres effets indésirables.

Expériences familiales avec l'anesthésie, car certaines complications peuvent avoir une prédisposition génétique.

Habitudes et Mode de Vie:

Consommation d'alcool, de tabac ou de drogues.

Activité physique et niveau de condition physique.

Alimentation et régime alimentaire.

Symptômes Actuels:

Dans le contexte d'une intervention chirurgicale, il est important de comprendre les symptômes actuels du patient, la raison de l'intervention et la durée des symptômes.

Examen Clinique:

Évaluation de l'état général, auscultation cardiaque et pulmonaire, examen de la cavité orale pour évaluer la facilité d'intubation.

Antécédents Sociaux et Familiaux:

Historique familial de maladies ou de complications médicales, contexte de vie du patient (soutien familial, environnement professionnel, etc.).

Questions Spécifiques à l'Anesthésie:

Dernier repas pris (pour évaluer le risque d'aspiration).

Problèmes dentaires (risque lors de l'intubation).

Antécédents d'apnée du sommeil ou d'autres troubles du sommeil.

Préoccupations et Questions du Patient:

Il est crucial d'aborder toute inquiétude ou question que le patient pourrait avoir concernant l'anesthésie ou l'intervention elle-même.

L'anamnèse est une étape cruciale pour établir une relation de confiance entre le patient et l'anesthésiste. C'est aussi un moment clé pour recueillir des informations vitales qui guideront les décisions cliniques. Dans le domaine de l'anesthésie, une anamnèse minutieuse peut faire la différence entre une intervention réussie et des complications potentiellement graves.

• Examen clinique

L'examen clinique est une étape essentielle du processus diagnostique, venant généralement après l'anamnèse. C'est lors de cet examen que le professionnel de santé évalue le patient de manière méthodique et systématique, utilisant tous ses sens, souvent aidé d'instruments spécifiques, pour identifier les signes objectifs d'une pathologie ou d'une condition. Pour un infirmier anesthésiste ou un anesthésiste, cet examen est crucial pour évaluer l'état du patient avant une intervention et anticiper les éventuels challenges ou complications.

Examen Général:
- Apparence générale: posture, état nutritionnel, niveau de conscience.
- Signes vitaux: température, pouls, tension artérielle, fréquence respiratoire et saturation en oxygène.

Examen de la Tête et du Cou:
- **Yeux**: pupilles, conjonctives.
- **Oreilles**: évaluation externe, otoscopie si nécessaire.
- **Bouche**: évaluation de l'hygiène dentaire, de la mobilité dentaire (risque lors de l'intubation), de l'ouverture de la bouche, de la langue, et du palais. La visualisation de l'oropharynx pour anticiper la difficulté de l'intubation.

Cou: mobilité, présence de masses, palpation de la trachée, évaluation des repères pour une éventuelle cricothyrotomie.

Examen Cardiovasculaire:

Auscultation du cœur pour détecter les souffles, les rythmes irréguliers ou autres anormalités.

Palpation des pouls périphériques.

Examen Pulmonaire:

Inspection: symétrie, utilisation des muscles accessoires.

Palpation: recherche de crépitations.

Percussion: évaluation des zones d'hypo ou d'hyper-résonance.

Auscultation: écoute des bruits respiratoires, recherche de râles, sibilants ou autres anormalités.

Examen Abdominal:

Inspection: forme, mouvements avec la respiration.

Auscultation: bruits intestinaux.

Palpation: douleur, masses, organes élargis.

Percussion: évaluation de la taille du foie, de la rate, et présence de liquide.

Examen Neurologique:

Évaluation de la conscience, orientation, mémoire.

Tests des réflexes, de la force, de la sensation, et de la coordination.

Évaluation des nerfs crâniens.

Examen Musculo-squelettique:

Évaluation de la mobilité, de la force, recherche de déformations ou d'arthrite.

Examen Cutané:

Recherche d'éruptions, contusions, plaies ou autres lésions. Évaluation de l'hydratation.

Examen Spécifique pour l'Anesthésie:

Évaluation de la colonne vertébrale pour une éventuelle rachianesthésie ou péridurale.

Évaluation des veines pour une potentielle voie d'accès intraveineuse.

L'examen clinique, complétant l'anamnèse, offre une image complète de l'état du patient. Pour un anesthésiste, il permet d'anticiper les difficultés, d'ajuster le plan d'anesthésie et de garantir la sécurité et le bien-être du patient avant, pendant, et après la chirurgie.

• Investigations complémentaires

Après l'anamnèse et l'examen clinique, les investigations complémentaires jouent un rôle clé dans la préparation d'un patient pour une intervention nécessitant une anesthésie. Ces investigations fournissent des données objectives sur l'état de santé du patient, permettant ainsi une évaluation plus approfondie des risques et une planification optimale de l'anesthésie.

Analyses de Sang:

Numération formule sanguine (NFS): Pour évaluer l'anémie, l'infection, ou d'autres désordres hématologiques.

Bilans hépatique et rénal: Ils donnent une indication sur le fonctionnement du foie et des reins, qui sont essentiels pour métaboliser et éliminer les médicaments anesthésiques.

Temps de Prothrombine (TP) et Temps de Céphaline Activé (TCA): Pour évaluer la coagulation.

Glycémie: Particulièrement chez les patients diabétiques.

Électrolytes: Sodium, potassium, chlore, bicarbonate, pour évaluer les déséquilibres qui pourraient influencer la réponse à l'anesthésie.

Électrocardiogramme (ECG):

Essentiel pour les patients ayant des antécédents cardiaques ou présentant certains facteurs de risque. L'ECG peut révéler des arythmies, une ischémie ou d'autres anomalies cardiaques.

Radiographie Thoracique:

Peut être demandée en cas de symptômes respiratoires, de tabagisme, ou pour des interventions majeures.

Spirométrie:

Une évaluation de la fonction pulmonaire, particulièrement chez les patients ayant des antécédents de maladies pulmonaires comme l'asthme ou la BPCO.

Échocardiographie:

Pour les patients avec des murmures cardiaques, une insuffisance cardiaque, ou d'autres pathologies cardiaques, afin d'évaluer la fonction et la structure du cœur.

Tests d'Allergie:

Si le patient a des antécédents d'allergies, des tests spécifiques peuvent être réalisés pour identifier les agents précis auxquels le patient est allergique.

Autres Imageries:

Selon la nature de l'intervention et les antécédents du patient, d'autres formes d'imagerie comme le scanner (TDM), l'IRM ou l'angiographie peuvent être nécessaires.

Consultations Spécialisées:

Selon les comorbidités du patient, des consultations avec d'autres spécialistes (cardiologue, pneumologue, néphrologue, etc.) peuvent être requises pour évaluer et optimiser l'état du patient avant la chirurgie.

Les investigations complémentaires ne sont pas systématiquement demandées pour chaque patient, mais sont décidées en fonction des besoins spécifiques du patient et de la nature de l'intervention. L'objectif principal est d'assurer la sécurité du patient en minimisant les risques associés à l'anesthésie et à la chirurgie elle-même.

Préparation mentale et émotionnelle du patient

La préparation à une intervention chirurgicale ne se limite pas à la simple évaluation physique et aux tests. L'aspect mental et émotionnel est tout aussi crucial. Les patients, confrontés à une intervention chirurgicale, peuvent ressentir une variété d'émotions, notamment de l'anxiété, de la peur ou même de la dépression. La prise en compte et la gestion de ces aspects émotionnels peuvent grandement influencer l'expérience du patient et, dans certains cas, même ses résultats post-opératoires.

Évaluation de l'Anxiété:
- Reconnaître les signes d'anxiété, tels que la nervosité, les troubles du sommeil ou des manifestations physiques comme des palpitations.
- Utiliser des outils d'évaluation standardisés, comme le questionnaire d'anxiété préopératoire de Amsterdam, pour quantifier l'anxiété.

Communication Efficace:
- Fournir des informations claires et compréhensibles sur la procédure, l'anesthésie, les risques, et le processus de récupération.
- Laisser le temps au patient de poser des questions et assurer des réponses complètes.

Techniques de Relaxation:

Encourager la respiration profonde, la visualisation, ou la méditation pour aider à réduire l'anxiété.

Dans certains cas, une formation préopératoire sur ces techniques peut être proposée.

Support Psychothérapeutique:

Pour les patients particulièrement anxieux, envisager une consultation avec un psychologue ou un psychothérapeute.

Des interventions comme la thérapie cognitivo-comportementale peuvent être bénéfiques.

Implication des Proches:

Impliquer la famille ou les proches du patient dans le processus de préparation peut offrir un soutien émotionnel supplémentaire.

Préparation à la Douleur Post-opératoire:

Informer le patient des éventuelles douleurs post-opératoires et des stratégies pour les gérer.

Rassurer sur la prise en charge effective de la douleur.

Soutien Pharmacologique:

Pour certains patients, des médicaments tels que les anxiolytiques peuvent être prescrits avant l'intervention.

Ateliers et Groupes de Soutien:

Certains hôpitaux offrent des ateliers ou des groupes de soutien pour les patients devant subir des interventions chirurgicales, leur permettant de partager leurs préoccupations et d'apprendre des expériences des autres.

La préparation mentale et émotionnelle est essentielle pour assurer que le patient aborde l'intervention dans les meilleures conditions possibles. Une telle préparation peut non seulement améliorer l'expérience du patient mais aussi influencer positivement sa récupération et ses résultats post-opératoires.

Anticipation des défis cliniques

Dans le domaine de l'anesthésie, les infirmiers anesthésistes sont confrontés à un large éventail de défis cliniques, qu'ils doivent anticiper et gérer avec compétence. Ces défis peuvent varier en fonction du type de chirurgie, de l'état de santé du patient et de nombreux autres facteurs. Les anticiper peut aider à minimiser les risques et à garantir la sécurité du patient.

Anatomie Difficile:
  - Identifier à l'avance les patients susceptibles de présenter des voies aériennes difficiles ou une anatomie vasculaire complexe pour faciliter l'intubation et la pose de cathéters.
  - Utiliser des outils comme la classification de Mallampati pour évaluer le risque d'intubation difficile.

Comorbidités:
  - Reconnaître les patients ayant des comorbidités importantes (maladies cardiaques, pulmonaires, rénales, etc.) qui pourraient affecter leur réaction à l'anesthésie ou augmenter le risque de complications.

Réactions Allergiques:
  - Connaître les antécédents d'allergies du patient afin d'éviter les médicaments ou les produits qui pourraient provoquer une réaction.

Gestion de la Douleur:
  - Anticiper les besoins analgésiques du patient, en particulier pour les interventions connues pour causer une douleur post-opératoire significative.

Complications Potentielles:

Se préparer à des complications telles que l'aspiration, l'hypoxie, l'hypotension ou d'autres événements indésirables.

Équipement et Technologie:

Garantir la disponibilité et le bon fonctionnement de l'équipement nécessaire, et se préparer à tout dysfonctionnement éventuel.

Interactions Médicamenteuses:

Être conscient des médicaments que le patient prend régulièrement et anticiper toute interaction possible avec les médicaments anesthésiques.

Prise en charge des Patients Pédiatriques ou Âgés:

Les enfants et les personnes âgées présentent des défis uniques en matière d'anesthésie. Une formation spécifique et une préparation sont essentielles pour ces populations.

Changements Physiologiques Pendant la Chirurgie:

Anticiper les fluctuations possibles de la température corporelle, des niveaux de fluides et de l'équilibre électrolytique pendant l'intervention.

Communication:

Assurer une communication claire avec l'équipe chirurgicale, le patient et la famille pour anticiper et résoudre les problèmes rapidement.

L'anticipation des défis cliniques nécessite une combinaison de formation, d'expérience et de vigilance. En se préparant à l'avance, les infirmiers anesthésistes peuvent s'assurer que le patient reçoit les meilleurs soins possibles tout en minimisant les risques associés à l'anesthésie et à l'intervention chirurgicale.

Chapitre 4 :
EN SALLE D'OPÉRATION

Techniques d'induction
et de maintien anesthésique

L'induction anesthésique est le processus par lequel un patient passe de l'état conscient à l'état anesthésié, tandis que le maintien se réfère à la période pendant laquelle le patient demeure sous anesthésie. Les techniques d'induction et de maintien sont cruciales pour garantir une chirurgie sans douleur et en toute sécurité.
Induction Intraveineuse:

- **Agents utilisés**: Propofol, thiopental, étomidate, kétamine.
- Utilisés pour leur action rapide, ils sont administrés par une voie intraveineuse, entraînant une perte rapide de conscience.

Induction Inhalée:
- **Agents utilisés**: Sévoflurane, desflurane, isoflurane.
- Souvent utilisés chez les enfants ou lorsque l'accès intraveineux est difficile. Le patient respire le gaz anesthésique par un masque.

Opiacés:
- **Agents utilisés**: Fentanyl, rémifentanil, morphine, sufentanil.
- Aident à la gestion de la douleur et peuvent être utilisés pendant l'induction et le maintien pour augmenter l'effet anesthésique.

Agents de Blocage Neuromusculaire:
- **Agents utilisés**: Rocuronium, succinylcholine, atracurium.

Utilisés pour faciliter l'intubation et provoquer une relaxation musculaire pendant la chirurgie.

Maintien Anesthésique:

Peut être réalisé à l'aide d'agents intraveineux tels que le propofol en infusion continue ou d'agents inhalés tels que le sévoflurane ou le desflurane.

Techniques d'Anesthésie Équilibrée:

Combinent plusieurs agents, tels que les opiacés, les agents intraveineux et les agents inhalés, pour optimiser l'anesthésie tout en minimisant les effets secondaires.

Monitorage:

Essentiel pendant l'induction et le maintien pour surveiller la profondeur de l'anesthésie, la fonction cardiovasculaire, la fonction pulmonaire et d'autres paramètres critiques.

Ventilation:

Une fois le patient sous anesthésie, la ventilation est généralement assurée par un respirateur, en fonction des besoins du patient et de la chirurgie.

Techniques Régionales:

Peuvent être utilisées en complément de l'anesthésie générale ou comme technique principale. Exemples: blocs nerveux, péridurale, rachianesthésie.

Réveil:

Après la chirurgie, les agents anesthésiques sont arrêtés ou inversés, et le patient est soigneusement surveillé jusqu'à ce qu'il récupère la conscience et la fonction respiratoire adéquate.

Les techniques d'induction et de maintien anesthésique nécessitent une expertise et une compréhension approfondie de la pharmacologie, de la physiologie et de l'équipement anesthésique. L'objectif principal est d'assurer que le patient reste confortable, sans douleur et en sécurité tout au long de la procédure chirurgicale.

Gestion des voies aériennes

La gestion des voies aériennes est l'une des compétences les plus fondamentales et critiques pour un infirmier anesthésiste. Une maîtrise adéquate de cette compétence est essentielle pour assurer une ventilation et une oxygénation adéquates du patient pendant l'anesthésie. Abordons cela d'une manière fluide, en détaillant les éléments clés:

Évaluation des Voies Aériennes:
  L'importance de cette étape ne peut être sous-estimée. Cela inclut l'examen physique (comme la classification de Mallampati, la distance thyromentale, la mobilité de la nuque), l'histoire médicale du patient et, si nécessaire, des examens d'imagerie.
Positionnement:
  La position de la tête et du cou peut grandement influencer la facilité d'intubation. La position dite "de l'odeur de la rose" — alignement des oreilles avec le sternum en utilisant des coussins — est fréquemment utilisée.
Oxygénation Pré-oxygénation:
  Avant toute tentative d'intubation, il est recommandé de pré-oxygéner le patient pour augmenter les réserves d'oxygène, ce qui fournit un délai plus long en cas de difficulté d'intubation.
Techniques d'Intubation:
  L'intubation orotrachéale est la plus courante, mais l'intubation nasotrachéale peut être

nécessaire pour certaines chirurgies. L'utilisation de vidéo-laryngoscopes peut faciliter la visualisation des voies aériennes.

Ventilation au Masque:

Dans certaines situations, il peut être nécessaire de ventiler le patient à l'aide d'un masque facial avant l'intubation, ou si l'intubation est retardée ou impossible.

Dispositifs Supraglottiques:

Ces dispositifs, comme le masque laryngé, peuvent être utilisés comme alternative à l'intubation trachéale ou comme outil de sauvetage lorsque l'intubation est difficile.

Voies Aériennes Difficiles:

En cas d'échec de l'intubation, disposer d'un plan clair et de dispositifs spécifiques (comme les laryngoscopes à fibre optique) est crucial. La formation régulière sur les mannequins et les ateliers peut aider à préparer à ces situations.

Extubation:

Le retrait sécurisé de la sonde d'intubation à la fin de la chirurgie est aussi crucial que son insertion. Il faut s'assurer que le patient est bien réveillé, qu'il a des réflexes intacts et peut protéger ses voies aériennes.

Complications:

Être conscient et préparé aux complications potentielles comme l'aspiration, le traumatisme des voies aériennes ou le bronchospasme est essentiel.

Formation et Entraînement Continu:

Avec l'avènement de nouvelles technologies et techniques, la formation continue et les simulations de scénarios d'urgence sont essentielles.

La gestion des voies aériennes est une danse délicate entre la science et l'art, exigeant une parfaite synchronisation de la compétence, du savoir-faire et de la présence d'esprit. Dans les mains d'un infirmier anesthésiste compétent, cette danse assure une chirurgie sûre et efficace.

Moniteurage avancé et son importance

Le moniteurage avancé au bloc opératoire et en salle de réveil transcende les méthodes standards, offrant une évaluation plus approfondie de la physiologie du patient. Dans un contexte médical où chaque seconde compte, ces outils avancés offrent aux cliniciens une fenêtre précieuse sur l'état de leurs patients, leur permettant d'anticiper et de répondre rapidement aux changements dynamiques qui peuvent survenir.

- Moniteurage Hémodynamique:
    - **Échocardiographie Transœsophagienne (ETO)**: Fournit des images en temps réel du cœur, permettant d'évaluer la fonction cardiaque, les volumes ventriculaires, et de détecter d'éventuelles pathologies valvulaires ou péricardiques.
    - **Cardiométrie par Impédance**: Utilise des courants électriques pour estimer le débit cardiaque, la précharge et d'autres paramètres hémodynamiques.
    - **Analyse de la Variabilité de la Pression Artérielle**: Une mesure indirecte de la précharge, de la réactivité vasculaire et de la réactivité baroréflexe.
- Moniteurage Neurologique:
    - **Bispectral Index (BIS)**: Un outil permettant d'évaluer la profondeur de l'anesthésie en analysant les ondes cérébrales, afin d'éviter une anesthésie trop profonde ou trop légère.

Near-Infrared Spectroscopy (NIRS): Mesure la saturation en oxygène du cerveau, utile pour surveiller la perfusion cérébrale lors d'interventions cardiovasculaires majeures ou neurochirurgicales.

Moniteurage de la Perfusion Tissulaire:

Moniteurage de la Lactatémie: Un indicateur indirect de la perfusion tissulaire, les niveaux élevés suggérant une hypoperfusion ou une ischémie.

Capnographie: Une mesure du CO_2 expiré, qui est crucial pour surveiller la ventilation, mais aussi la perfusion tissulaire en certaines circonstances.

Moniteurage de la Fonction Respiratoire:

Tomographie par Impédance Électrique: Une technique non invasive pour visualiser la distribution du volume pulmonaire en temps réel. Cela peut aider à optimiser la stratégie de ventilation chez les patients avec une atteinte pulmonaire.

Importance du Moniteurage Avancé:

Anticipation: Permet aux cliniciens d'anticiper les complications avant qu'elles ne deviennent critiques.

Individualisation des Soins: Favorise une prise en charge personnalisée, adaptant les interventions aux besoins spécifiques du patient.

Optimisation des Résultats: Diminue la morbidité et la mortalité en permettant des interventions plus rapides et plus précises.

Recherche et Éducation: Fournit une base pour la recherche clinique et la formation, offrant des opportunités d'apprentissage en temps réel.

Dans le monde complexe de l'anesthésie et des soins périopératoires, le moniteurage avancé est une bouée de sauvetage, une interface entre le clinicien et les systèmes physiologiques essentiels du patient. Tout comme un navigateur utilise des instruments pour naviguer en toute sécurité dans les eaux inconnues, l'infirmier anesthésiste s'appuie sur ces outils pour guider en toute sécurité le patient à travers les défis de la chirurgie et de l'anesthésie.

Gestion
des complications intraopératoires

Les complications intraopératoires sont parmi les défis les plus redoutés en anesthésiologie. La rapidité et la précision de la réaction peuvent faire la différence entre un événement transitoire sans conséquences et un résultat catastrophique. Comprendre et maîtriser la gestion de ces complications est essentiel pour l'infirmier anesthésiste.

Hypoxémie et Hypoventilation:
  Causes possibles : obstruction ou déplacement de la sonde endotrachéale, bronchospasme, pneumothorax, aspiration.
  Interventions : Assurer une oxygénation adéquate, vérifier la position de la sonde, administrer des bronchodilatateurs, envisager une aspiration endotrachéale, ou un drainage thoracique si un pneumothorax est suspecté.
Hypotension:
  Causes possibles : hémorragie, réaction anaphylactique, cardiogénique, sepsis, dépression anesthésique.
  Interventions : Administration de fluides, vasopresseurs, antihistaminiques, corticostéroïdes, soutien inotrope et

identification et correction de la cause sous-jacente.

Hypertension:

Causes possibles : hypercarbie, rétraction chirurgicale, hypertrophie de la vessie, hyperthermie, syndrome de réponse inflammatoire systémique.

Interventions : Antihypertenseurs, approfondissement de l'anesthésie, gestion de la température et traitement de la cause sous-jacente.

Dysrythmies Cardiaques:

Causes possibles : Ischémie, électrolytes déséquilibrés, hypoxie, hypercarbie.

Interventions : Antiarythmiques, oxygénation, correction des déséquilibres électrolytiques, cardioversion si nécessaire.

Augmentation du CO_2 End-expiratoire:

Causes possibles : hypoventilation, embolie pulmonaire, circuit anesthésique défectueux.

Interventions : Vérifier la ventilation, évaluer le circuit anesthésique, envisager une échographie cardiaque pour l'embolie.

Hypothermie:

Causes possibles : Transfusion sanguine, pertes de chaleur en salle d'opération, réaction médicamenteuse.

Interventions : Couvertures chauffantes, liquides réchauffés, limitation de l'exposition cutanée.

Réveil pendant l'Anesthésie:

Causes possibles : Dosage inadéquat des agents anesthésiques, dysfonctionnement de l'équipement.

Interventions : Administrer des agents anesthésiques supplémentaires, rassurer le patient après l'opération.

Complications Mécaniques:

Causes possibles : Brûlures dues aux plaques de bistouri électrique, explosions dues aux mélanges gazeux inflammables, blessures liées à la position.

Interventions : Vérifier régulièrement l'équipement et la position du patient, suivre des protocoles de sécurité stricts.

La clé de la gestion des complications intraopératoires réside dans la prévention, la détection précoce et l'intervention rapide. L'infirmier anesthésiste doit travailler en étroite collaboration avec le chirurgien et l'équipe chirurgicale, anticiper les problèmes potentiels et être bien préparé avec les connaissances et les compétences nécessaires pour y faire face. Dans cet environnement dynamique, une communication claire et une coordination d'équipe sont essentielles pour garantir la sécurité du patient.

Chapitre 5 :
L'APRÈS-OPÉRATOIRE

Surveillance post-anesthésie

La période qui suit immédiatement une anesthésie, souvent appelée phase de réveil, est critique. Pendant cette période, le patient est en transition entre l'état d'anesthésie profonde et le retour à sa normale basale. La surveillance post-anesthésie est essentielle pour garantir la sécurité et le confort du patient.

Lieu de Surveillance:

Salle de Réveil ou Unité de Soins Post-Anesthésie (USPA): C'est ici que la majorité des patients sont amenés après la chirurgie pour une surveillance étroite par du personnel spécialisé.

Fonctions Vitales:

Fréquence Cardiaque et Rhythme: Tout changement doit être noté et évalué.

Pression Artérielle: Les variations peuvent indiquer des problèmes tels que des saignements ou des réactions médicamenteuses.

Saturation en Oxygène: Cruciale pour détecter toute hypoxie résiduelle.

Fréquence Respiratoire: Pour s'assurer que le patient respire de manière adéquate après l'anesthésie.

État Neurologique:

Niveau de Conscience: Le patient revient-il à son état basel? Y a-t-il des signes de réveil pendant l'anesthésie ou de somnolence excessive?

- **Orientation**: Est-il capable de répondre aux questions de base sur le lieu, la date et son identité?
- **Mouvement des Extrémités**: Assurez-vous qu'il n'y a pas de déficit neurologique postopératoire.

Gestion de la Douleur:

- Evaluer régulièrement la douleur du patient à l'aide d'échelles standardisées et administrer des analgésiques selon les besoins.

Gestion des Nausées et Vomissements Postopératoires (NVPO):

- Identifier les patients à risque, administrer des antiémétiques prophylactiques ou thérapeutiques si nécessaire.

Gestion Thermique:

- Surveiller la température corporelle. Utilisez des couvertures chaudes ou d'autres moyens pour réchauffer les patients hypothermiques.

Inspection des Sites Chirurgicaux:

- Surveillez les saignements, les ecchymoses ou tout autre signe anormal.

Évaluation de la Fonction Urinaire et Gastro-intestinale:

- Surveillez la production d'urine et la présence de gaz ou de selles si pertinent pour l'intervention.

Évaluation de la Fonction Respiratoire:

- Assurez-vous que le patient peut tousser et respirer profondément. Surveillez la présence d'encombrement ou d'autres signes de complications respiratoires.

Documentation:

- Notez tous les médicaments administrés, les signes vitaux, les évaluations et interventions dans le dossier du patient.

Critères de Sortie:
Utilisez des critères standardisés, comme le score de Aldrete, pour déterminer quand un patient est prêt à quitter l'USPA.

La surveillance post-anesthésie est une phase cruciale du périopératoire où les complications peuvent survenir rapidement. Une observation rigoureuse, une intervention rapide et une communication efficace sont essentielles pour garantir la sécurité et le bien-être du patient pendant cette période de transition.

Gestion de la douleur postopératoire

La douleur postopératoire est l'une des principales préoccupations des patients après la chirurgie. Une prise en charge adéquate de la douleur est non seulement humanitaire, mais elle facilite également la récupération, réduit les complications et améliore la satisfaction du patient. Voici une description fluide de la gestion de la douleur postopératoire.

Après une intervention chirurgicale, la douleur est une réaction corporelle naturelle, mais cela ne signifie pas qu'elle doit être endurée silencieusement. Une gestion efficace de la douleur postopératoire est une symphonie où plusieurs acteurs – médecins, infirmiers anesthésistes, infirmiers et même le patient – jouent un rôle essentiel.

Évaluation de la Douleur:
Avant de pouvoir traiter la douleur, il est essentiel de la mesurer. L'utilisation d'échelles de douleur, telles que l'échelle visuelle analogique (EVA) ou l'échelle numérique, offre une méthode standardisée pour évaluer l'intensité de la douleur. Cette évaluation doit être régulière et cohérente,

tenant compte à la fois de l'intensité et de la nature de la douleur.

Approche Multimodale:
L'idée derrière une gestion multimodale est d'utiliser plusieurs types de médicaments et techniques pour atténuer la douleur, permettant ainsi de réduire la dose de chaque agent et, par conséquent, de minimiser les effets secondaires.

Médicaments Analgésiques:
   Analgésiques Non Opiacés: Paracétamol et anti-inflammatoires non stéroïdiens (AINS) comme l'ibuprofène peuvent être utilisés pour traiter une douleur légère à modérée.
   Opiacés: Médicaments tels que la morphine, le fentanyl ou l'oxycodone sont puissants et efficaces, mais doivent être utilisés avec prudence en raison de leurs effets secondaires potentiels.
   Anesthésiques Locaux: Administrés directement sur le site chirurgical ou via des techniques régionales, comme les blocs nerveux, ils peuvent offrir un soulagement efficace sans les effets systémiques des opiacés.

Techniques Complémentaires:
Des méthodes telles que la cryothérapie, la stimulation électrique nerveuse transcutanée (TENS) ou même certaines thérapies complémentaires, comme l'acupuncture, peuvent être efficaces.

Stratégies Non Médicamenteuses:
Des techniques de relaxation, la distraction, la musicothérapie ou les thérapies cognitivo-comportementales peuvent jouer un rôle complémentaire dans la gestion de la douleur.

Éducation du Patient:
Un patient informé est un partenaire dans la prise en charge. L'explication des options, des attentes en matière de douleur et des potentiels effets secondaires est primordiale. L'objectif n'est pas toujours une absence totale de douleur, mais une douleur gérable qui permet une récupération fonctionnelle.

Surveillance des Effets Secondaires:
La douleur et ses traitements peuvent avoir des conséquences. Constipation, nausées, démangeaisons ou dépression respiratoire sont des effets secondaires possibles, surtout avec les opioïdes. Leur reconnaissance précoce et leur gestion sont tout aussi cruciales que le traitement de la douleur elle-même.

La gestion de la douleur postopératoire est un équilibre délicat entre le soulagement efficace de la douleur et la minimisation des effets secondaires. C'est une danse délicate que chaque professionnel de la santé doit apprendre à perfectionner, toujours avec le bien-être du patient au cœur de chaque décision.

Complications post-anesthésiques courantes et leur prise en charge

Les complications post-anesthésiques peuvent varier d'un patient à l'autre en fonction de leur état de santé, du type de chirurgie et de l'anesthésie utilisée. Bien que la majorité des anesthésies soient sans incident, il est crucial pour les professionnels de santé d'être préparés à reconnaître et à gérer les complications potentielles. Voici une exploration de ces complications et des stratégies pour les aborder.

1. Nausées et Vomissements Postopératoires (NVPO):

    Présentation: Jusqu'à 30% des patients peuvent présenter des NVPO, surtout après certaines chirurgies, comme celles de l'oreille, du nez ou de la gorge.

    Prise en charge: Administration d'antiémétiques comme l'ondansétron, le métoclopramide ou la dexaméthasone. Une prévention proactive est également recommandée pour les patients à haut risque.

2. Hypoxémie (faible taux d'oxygène dans le sang):

    Présentation: La cyanose, la confusion et une saturation en oxygène basse sont des signes communs.

    Prise en charge: Administrer de l'oxygène, évaluer les voies respiratoires et rechercher des causes sous-jacentes comme l'atélectasie ou l'œdème pulmonaire.

3. Dépression Respiratoire:

    Présentation: Faible fréquence respiratoire, difficulté à se réveiller, saturation en oxygène réduite.

    Prise en charge: Stimulation du patient, vérification des voies respiratoires, administration d'oxygène. Dans des cas graves, la naloxone peut être utilisée pour renverser les effets des opioïdes.

4. Douleur Incontrôlée:

    Présentation: Douleur sévère, malgré les médicaments analgésiques standards.

    Prise en charge: Réévaluation de la douleur, ajustement des médicaments analgésiques, utilisation d'approches multimodales.

5. Hypothermie ou Hyperthermie:

    Présentation: Température corporelle anormalement basse ou élevée après la chirurgie.

    Prise en charge: Pour l'hypothermie, réchauffez le patient avec des couvertures chauffantes. Pour l'hyperthermie, cherchez des causes telles que le syndrome malin des neuroleptiques ou l'hyperthermie maligne, et traitez en conséquence.

6. Bradycardie ou Tachycardie:

Présentation: Fréquence cardiaque anormalement basse ou élevée.

Prise en charge: Identification et traitement de la cause sous-jacente. Atropine pour la bradycardie ou des agents anti-arythmiques pour la tachycardie, selon le cas.

7. Réactions Allergiques:

Présentation: Éruptions cutanées, démangeaisons, gonflement, difficultés respiratoires.

Prise en charge: Arrêter le médicament suspecté, administrer de l'antihistaminique, de la corticothérapie ou de l'adrénaline en fonction de la gravité.

8. Rétention Urinaire:

Présentation: Incapacité à uriner après la chirurgie, inconfort abdominal.

Prise en charge: Évaluation du résidu post-mictionnel, cathétérisme si nécessaire.

9. Confusion Postopératoire ou Delirium:

Présentation: Désorientation, agitation, hallucinations.

Prise en charge: Assurer la sécurité du patient, réévaluer les médicaments, hydratation et parfois administration d'antipsychotiques.

La clé de la gestion des complications post-anesthésiques est une surveillance attentive, une reconnaissance précoce des problèmes et une intervention rapide. Chaque complication a ses propres nuances, mais avec une formation adéquate et une équipe bien coordonnée, la plupart peuvent être gérées efficacement pour assurer la sécurité et le confort du patient.

Chapitre 6 :
LES TECHNIQUES SPÉCIALES
EN ANESTHÉSIE

Anesthésie pédiatrique :
défis et particularités

L'anesthésie pédiatrique est une spécialité délicate qui nécessite non seulement une connaissance approfondie des particularités physiologiques de l'enfant, mais aussi une sensibilité à ses besoins psychologiques et émotionnels. Administrer une anesthésie à un enfant n'est pas simplement une question de "miniaturisation" de la pratique adulte. Voici une exploration fluide des défis et des particularités qui caractérisent l'anesthésie pédiatrique.

La première chose que l'on remarque chez un enfant, c'est sa petite taille, mais cette petite taille cache une complexité immense. Les systèmes physiologiques de l'enfant sont en constante évolution, ce qui rend la pédiatrie unique et stimulante.

1. Défis Physiologiques:
- **Système Respiratoire**: Les voies respiratoires de l'enfant sont proportionnellement plus étroites, rendant l'intubation et la ventilation mécanique plus délicates. De plus, les enfants ont une consommation d'oxygène plus élevée, ce qui les rend plus sensibles à l'hypoxie.
- **Système Cardiovasculaire**: Les enfants ont une capacité cardiaque plus limitée pour compenser les pertes sanguines, rendant crucial un monitorage étroit pendant la chirurgie.

Métabolisme des Médicaments: La manière dont les enfants métabolisent les médicaments diffère de celle des adultes. Les doses doivent souvent être ajustées en fonction du poids ou de la surface corporelle, et non simplement réduites proportionnellement.

2. Défis Psychologiques:

Anxiété Préopératoire: La peur de l'inconnu est courante chez les enfants. Il est crucial de les rassurer, parfois avec l'aide de médicaments pré-anesthésiques, mais aussi par des techniques non médicamenteuses, comme le jeu ou la distraction.

Séparation des Parents: Cette séparation peut être traumatisante. De nombreuses institutions permettent aux parents d'accompagner leur enfant jusqu'à la salle d'opération pour réduire l'anxiété.

3. Particularités Techniques:

Voies Respiratoires: L'équipement pour sécuriser les voies respiratoires pédiatriques doit être spécifique à la taille de l'enfant, des prématurés aux adolescents.

Accès Vasculaire: Les veines des enfants sont plus petites, rendant l'insertion de cathéters plus délicate.

4. Pathologies Spécifiques:

De nombreuses conditions, comme certaines cardiopathies congénitales ou malformations, sont spécifiques à la population pédiatrique. Une compréhension approfondie de ces affections est essentielle pour l'anesthésiste pédiatrique.

5. Communication:

Communiquer avec un enfant nécessite une approche différente de celle d'un adulte. Les anesthésistes pédiatriques doivent être aptes à expliquer les procédures d'une manière qui soit compréhensible et rassurante pour l'enfant.

L'anesthésie pédiatrique est un équilibre délicat entre science et art. Chaque enfant est unique, avec ses propres besoins et défis. Mais avec une formation adéquate, une approche patiente et une compréhension profonde des particularités de la pédiatrie, l'anesthésiste pédiatrique est en mesure de fournir des soins optimaux à cette population particulièrement vulnérable.

Anesthésie
pour les chirurgies obstétriques

La chirurgie obstétrique, en particulier la césarienne, est l'une des interventions chirurgicales les plus courantes dans le monde. La prise en charge anesthésique lors de ces interventions est unique en raison des modifications physiologiques associées à la grossesse, de la présence de deux patients (la mère et le fœtus) et des défis particuliers liés à l'urgence de certaines situations. Voici une exploration fluide de l'anesthésie en obstétrique.

La salle d'opération obstétricale est un endroit où chaque seconde compte. C'est un lieu où la vie commence souvent, mais c'est aussi un lieu où la vie peut rapidement être mise en danger sans une prise en charge appropriée.

1. Modifications Physiologiques Pendant la Grossesse:
    Système Respiratoire: En raison de l'augmentation du volume utérin, le diaphragme est poussé vers le haut, réduisant la capacité résiduelle fonctionnelle. Cela rend les femmes enceintes plus vulnérables à l'hypoxie.
    Système Cardiovasculaire: Le volume sanguin augmente pendant la grossesse, modifiant la réponse hémodynamique de la mère.
    Gastro-intestinal: L'augmentation des niveaux de progestérone ralentit la vidange gastrique, augmentant le risque d'aspiration.

2. Types d'Anesthésie pour les Chirurgies Obstétriques:
   Péridurale: Cette anesthésie régionale est couramment utilisée pour les accouchements par voie basse et les césariennes. Elle offre l'avantage de préserver la conscience de la mère tout en assurant une analgésie efficace.
   Rachianesthésie: Technique rapide et efficace, souvent utilisée pour les césariennes. Elle implique l'injection d'anesthésique local dans le liquide céphalorachidien.
   Anesthésie Générale: Bien que moins courante pour les césariennes programmées, elle peut être nécessaire en cas d'urgence ou si une anesthésie régionale n'est pas possible.

3. Gestion des Voies Aériennes:
L'intubation peut être plus difficile chez les femmes enceintes en raison de changements anatomiques et physiologiques. Une préparation minutieuse est essentielle pour minimiser les risques.

4. Monitorage du Fœtus:
En plus de surveiller la mère, il est crucial de surveiller le bien-être du fœtus. Le rythme cardiaque fœtal est un indicateur précieux de l'état du fœtus pendant la chirurgie.

5. Complications Potentielles:
   Syndrome de Mendelson: C'est une pneumonite d'aspiration due à l'inhalation de contenu gastrique acide. La prévention est la clé, en utilisant des antiacides et en assurant une intubation rapide et efficace si nécessaire.
   Toxicité de l'Anesthésique Local: La surdose peut entraîner des symptômes neurologiques ou cardiovasculaires.

6. Douleur Postopératoire:
La gestion de la douleur postopératoire est essentielle pour favoriser la récupération et l'allaitement. Les analgésiques, combinés à l'anesthésie régionale, peuvent être utilisés.

7. Anesthésie en Cas d'Urgence:
En cas de détresse fœtale aiguë ou de rupture utérine, une césarienne d'urgence peut être nécessaire. L'anesthésiste doit être prêt à agir rapidement tout en assurant la sécurité de la mère et du bébé.

L'anesthésie obstétricale est un équilibre délicat qui nécessite une prise en charge minutieuse à la fois de la mère et du fœtus. La capacité de réagir rapidement aux changements tout en garantissant la sécurité de deux patients rend cette spécialité unique et essentielle.

Anesthésie en situations d'urgence et en traumatologie

Les situations d'urgence et les traumatismes représentent l'une des zones les plus tendues et imprévisibles de la médecine. L'anesthésiste joue un rôle crucial pour stabiliser, évaluer et préparer les patients traumatisés ou gravement malades pour une intervention chirurgicale d'urgence. Dans ces circonstances, chaque décision compte, chaque seconde peut faire la différence.

Le sifflement des moniteurs, le cliquetis des instruments, les ordres rapides échangés entre les membres de l'équipe : une salle de traumatologie en action est le théâtre d'une symphonie orchestrée où l'anesthésiste est souvent le chef d'orchestre.

1. Évaluation et Stabilisation Initiales:
   Tri des Blessés: Identifier rapidement les patients qui nécessitent une intervention immédiate est primordial. Les systèmes de triage, comme le Score de Traumatisme, peuvent aider.

Voies Aériennes: Assurer une voie aérienne sûre est prioritaire. Cela peut nécessiter une intubation d'urgence, parfois dans des conditions non idéales.

Hémodynamique: La stabilisation de la pression artérielle et la correction des dérives hémodynamiques sont essentielles. Les fluides, les transfusions sanguines et les médicaments vasopresseurs peuvent être nécessaires.

2. Évaluation de la Gravité du Traumatisme:

Examen Primaire: Identification rapide des problèmes vitaux, en suivant souvent la séquence ABCDE (Airway, Breathing, Circulation, Disability, Exposure).

Examen Secondaire: Une évaluation plus détaillée pour identifier d'autres blessures potentielles.

3. Préparation à l'Anesthésie:

Anticipation des Difficultés: En raison de blessures ou de conditions concomitantes, l'anesthésie peut présenter des défis, tels que des voies aériennes difficiles ou une instabilité hémodynamique.

Choix d'Agents Anesthésiques: Dans le contexte du traumatisme, certains agents peuvent être préférés en raison de leurs profils hémodynamiques ou de leurs effets secondaires.

4. Gestion des Voies Aériennes dans le Traumatisme:

Risques: Les blessures à la tête, au cou ou à la face peuvent compliquer l'intubation.

Techniques d'Intubation Rapide: Ces techniques visent à sécuriser rapidement les voies aériennes tout en minimisant les risques d'aspiration ou d'autres complications.

5. Monitorage en Situation d'Urgence:

Monitorage Standard: Cela comprend la pression artérielle, l'ECG, la saturation en oxygène et, dans certains cas, la capnographie.

Monitorage Avancé: Selon la situation, cela peut inclure la mesure invasive de la pression artérielle, le monitorage de la profondeur anesthésique ou la surveillance de l'hémoglobine continue.

6. Complications et Défis Particuliers:

Lésions Cervicales: Le risque de lésion de la moelle épinière doit être pris en compte lors de la manipulation du cou.

Choc Traumatique: Il s'agit d'une réponse complexe à une perte sanguine importante qui peut nécessiter une gestion minutieuse des fluides, des agents vasoactifs et des transfusions.

Traumatismes Thoraciques et Abdominaux: Ces blessures peuvent influencer le choix et la gestion de l'anesthésie.

7. Post-Anesthésie et Soins Intensifs:

Après la chirurgie, de nombreux patients traumatisés nécessitent une surveillance en unité de soins intensifs. L'anesthésiste joue un rôle dans la transition et la recommandation de la prise en charge postopératoire.

L'anesthésie dans les situations d'urgence et la traumatologie est un défi. Elle exige rapidité, précision et flexibilité. Les anesthésistes qui œuvrent dans ce domaine sont souvent confrontés à des décisions difficiles, mais leur expertise est essentielle pour optimiser les résultats pour les patients gravement blessés ou malades.

Chapitre 7 :
LA SIMULATION EN ANESTHÉSIE

L'importance de la simulation dans la formation

Le monde évolue à une vitesse vertigineuse, et avec lui, les exigences des professions modernes. Que ce soit dans les domaines de l'aéronautique, du médical ou même de l'éducation, la simulation est devenue une pierre angulaire de la formation. Elle représente un pont entre la théorie académique et la pratique en situation réelle, permettant aux apprenants d'expérimenter, de faire des erreurs et d'apprendre dans un environnement contrôlé.

Imaginez un jeune pilote de ligne, mains moites, coeur battant, s'apprêtant à atterrir pour la première fois dans des conditions de brouillard dense. Ou encore un chirurgien novice, s'apprêtant à réaliser une procédure délicate. Grâce à la simulation, ces scénarios stressants peuvent être expérimentés de manière sûre avant d'être rencontrés dans la réalité.

1. Apprentissage par l'Expérience:
Les humains apprennent le mieux par l'expérience. La simulation offre une occasion unique de "faire" plutôt que de simplement "écouter" ou "lire". Elle implique activement l'apprenant, renforçant ainsi la rétention et la compréhension.

2. Environnement sans Risque:
L'une des plus grandes forces de la simulation est de permettre aux apprenants de faire des erreurs sans conséquences réelles. C'est dans ces moments d'erreur que se trouvent souvent les leçons les plus précieuses.

3. Standardisation de la Formation:

La simulation garantit que chaque apprenant est exposé aux mêmes scénarios ou situations, garantissant une expérience de formation uniforme.

4. Feedback Immédiat:

Avec la technologie moderne, les simulations peuvent offrir des retours en temps réel, permettant aux apprenants d'ajuster leurs actions et de comprendre leurs erreurs sur-le-champ.

5. Préparation aux Scénarios Rares:

Dans des professions comme la médecine, certains événements critiques sont rares. La simulation permet aux professionnels de s'entraîner pour ces événements improbables, garantissant qu'ils sont prêts le jour où ils se produisent.

6. Développement des Compétences Non Techniques:

Au-delà des compétences techniques, la simulation peut aider à développer des compétences de communication, de prise de décision et de travail d'équipe, souvent cruciales dans des situations d'urgence.

7. Évaluation et Validation des Compétences:

Les simulateurs modernes offrent des métriques détaillées qui peuvent être utilisées pour évaluer la compétence et la progression d'un apprenant.

8. Amélioration Continue:

En utilisant la simulation pour tester de nouvelles procédures ou équipements, les institutions peuvent s'assurer qu'elles sont optimales avant de les déployer dans des situations réelles.

9. Réduction des Coûts:

Bien que la mise en place de simulations puisse nécessiter un investissement initial, elle peut réduire les coûts à long terme en diminuant le taux d'erreurs, en optimisant la formation et en réduisant la durée de la formation.

10. Adaptabilité:

Avec les avancées technologiques, les simulations peuvent être adaptées pour une multitude de scénarios, de compétences et de niveaux de complexité, garantissant une formation pertinente à tous les niveaux.

Dans un monde en constante mutation, la simulation est plus qu'un outil : c'est une nécessité. Elle prépare les professionnels à répondre avec compétence et confiance aux défis de demain, garantissant que, lorsqu'ils sont confrontés à des situations réelles, ils ne le font pas pour la première fois.

Scénarios courants et comment les utiliser efficacement

La simulation basée sur des scénarios est une méthode puissante de formation et d'évaluation. Elle reproduit des situations ou des défis spécifiques que les professionnels pourraient rencontrer dans la réalité. La clé de la réussite de cette méthode repose sur la création de scénarios bien conçus et sur leur utilisation efficace. Découvrons ensemble les scénarios courants et des conseils pour les exploiter au maximum.

Scénarios Courants:
  Scénarios d'Urgence Médicale: Ils reproduisent des situations telles qu'un arrêt cardiaque, une réaction allergique sévère ou une hémorragie. Ils permettent aux professionnels de santé de s'entraîner aux gestes d'urgence.
  Scénarios de Communication Difficile: Ces scénarios mettent en scène des situations où il est nécessaire de communiquer des nouvelles difficiles à un patient ou à sa famille, de gérer un patient agressif ou de travailler en équipe lors d'une crise.
  Scénarios de Gestion de Crise: Ils peuvent s'appliquer à de nombreux domaines, de la gestion

d'une urgence aéronautique à la réponse à un incident industriel majeur.

Scénarios Techniques: Ils sont centrés sur la maîtrise de compétences spécifiques, comme la manipulation d'un nouvel équipement.

Scénarios de Prise de Décision: Ces scénarios mettent l'accent sur l'évaluation rapide de situations complexes et la prise de décisions en conséquence.

Comment les Utiliser Efficacement:

Définir des Objectifs Clairs: Avant de concevoir ou de choisir un scénario, il est essentiel de définir ce que vous souhaitez que les participants apprennent ou pratiquent.

Réalisme: Plus le scénario est réaliste, plus l'immersion est grande, ce qui favorise l'apprentissage. Utilisez des accessoires, des acteurs ou des simulateurs de haute technologie si possible.

Briefing Pré-Scénario: Avant de commencer, expliquez clairement le contexte, les objectifs et les attentes. Cela aidera les participants à s'engager pleinement.

Debriefing Post-Scénario: C'est l'une des étapes les plus cruciales. Après le scénario, discutez de ce qui s'est bien passé, de ce qui aurait pu être fait différemment et des leçons à retenir.

Évaluation: Fournissez des commentaires constructifs. Utilisez des grilles d'évaluation pour donner un retour structuré aux participants.

Flexibilité: Soyez prêt à adapter le scénario en fonction des réactions et des besoins des participants. Parfois, un scénario peut prendre une direction inattendue, et c'est bien ainsi.

Répétition: Comme pour toute compétence, la pratique régulière est essentielle. Organisez régulièrement des sessions de simulation pour permettre une amélioration continue.

Mise à Jour des Scénarios: À mesure que les technologies, les procédures ou les protocoles évoluent, vos scénarios doivent également être mis à jour.

Créer un Environnement Sûr: Assurez-vous que les participants se sentent à l'aise pour faire des erreurs et apprendre d'elles.

Utiliser la Technologie: La technologie moderne offre des simulateurs incroyablement réalistes, des systèmes de retour vidéo aux mannequins robotisés.

La simulation basée sur des scénarios est un outil précieux, mais son efficacité dépend de la qualité des scénarios et de la manière dont ils sont utilisés. Avec une préparation soignée, une mise en œuvre réfléchie et un retour d'information approprié, ils peuvent transformer la formation et la préparation professionnelle.

Retours d'expériences et leçons apprises grâce à la simulation

La simulation, comme toute innovation pédagogique, a connu ses réussites éclatantes et ses moments d'apprentissage. En intégrant ces expériences dans le paysage médical et au-delà, de nombreuses leçons ont été tirées. Plongeons dans quelques retours d'expériences et les connaissances qu'ils ont apportées.

1. L'Erreur est Humaine, et C'est une Opportunité:
Un jeune médecin racontait comment, lors de sa première simulation, il avait administré accidentellement une dose d'adrénaline dix fois supérieure à ce qui était nécessaire. Cette erreur, qui aurait pu avoir des conséquences tragiques dans la vie réelle, est devenue un moment d'enseignement crucial. La simulation a révélé que les erreurs ne sont pas seulement des fautes, mais aussi des

opportunités d'apprendre dans un environnement sans risque.

2. La Communication est la Clé:

Dans un scénario simulé de sauvetage après un accident d'avion, une équipe s'est rendu compte qu'en dépit de leurs compétences individuelles, leur communication était chaotique, entraînant des retards et des doublons dans les efforts. Cette expérience a souligné que la compétence technique seule ne suffit pas; une communication efficace est essentielle.

3. La Technologie Ne Remplace Pas le Jugement Humain:

Un scénario de simulation complexe utilisant des mannequins robotisés de pointe a montré à une équipe médicale que, bien que la technologie puisse reproduire des signes vitaux et des symptômes, elle ne peut pas toujours reproduire la subtilité des réponses humaines. Il est vital de ne pas se fier uniquement à la technologie, mais aussi de faire confiance à son intuition et à son jugement clinique.

4. La Pratique Rend Parfait:

Une infirmière a partagé comment la répétition d'un scénario particulièrement difficile l'avait aidée à maîtriser une compétence qu'elle trouvait auparavant intimidante. Elle a souligné que la capacité de pratiquer à plusieurs reprises dans un environnement simulé avait renforcé sa confiance et sa compétence.

5. Le Debriefing est Inestimable:

Après une simulation de crise chirurgicale, un chirurgien a exprimé sa gratitude pour la session de debriefing qui a suivi. C'était l'occasion pour l'équipe de discuter ouvertement des défis rencontrés, des erreurs commises et des stratégies d'amélioration. Ce retour d'information constructif a été considéré comme aussi précieux, voire plus, que la simulation elle-même.

6. La Flexibilité est Essentielle:
Dans un scénario d'urgence obstétrique, une équipe s'est rendu compte que, malgré une planification minutieuse, les situations réelles peuvent prendre des tournures inattendues. La capacité d'adaptation et de réaction rapide à une situation changeante est une compétence essentielle que la simulation peut aider à développer.

La simulation, bien que puissante, n'est pas une panacée. Elle offre un environnement pour tester, faire des erreurs, apprendre et se perfectionner. Mais les leçons les plus profondes viennent souvent des retours d'expérience des participants, qui montrent à quel point cet outil peut être transformateur lorsqu'il est utilisé efficacement.

Chapitre 8 :
LA COMMUNICATION
EN SALLE D'OPÉRATION

Techniques de communication efficaces avec l'équipe chirurgicale

La communication au sein de l'équipe chirurgicale est un élément crucial pour assurer la sécurité du patient, le bon déroulement de la chirurgie et une collaboration harmonieuse entre les différents membres de l'équipe. Découvrez quelques techniques éprouvées pour une communication efficace au bloc opératoire:

1. Briefing Préopératoire:
   - Avant toute intervention, organisez une réunion préopératoire pour discuter des points essentiels : plan chirurgical, besoins en anesthésie, antécédents du patient, etc.
   - Assurez-vous que chaque membre de l'équipe a une compréhension claire de son rôle.
2. La Technique SBAR (Situation, Background, Assessment, Recommendation):
   - **Situation**: Décrivez brièvement le problème actuel.
   - **Background**: Donnez le contexte ou les antécédents pertinents.
   - **Assessment**: Partagez votre évaluation de la situation.
   - **Recommendation**: Proposez une action ou posez une question.
3. Utilisation des Check-lists:
   - Les listes de contrôle, comme la Check-list de l'OMS pour la sécurité chirurgicale, peuvent grandement améliorer la communication et éviter les oublis.

4. La Communication Assertive:
   Exprimez clairement vos besoins ou préoccupations sans être agressif ni passif. Le respect mutuel est la clé.
5. Clarification et Reformulation:
   Si une instruction ou une information n'est pas claire, demandez des éclaircissements. Reformulez également pour confirmer que vous avez bien compris.
6. Communication Non Verbale:
   Surveillez votre langage corporel et soyez conscient de celui des autres. Les gestes, les expressions faciales et le ton de la voix peuvent souvent transmettre autant d'informations que les mots eux-mêmes.
7. Faire Preuve d'Écoute Active:
   Concentrez-vous sur la personne qui parle, acquiescez, posez des questions et évitez de l'interrompre.
8. Utilisation de la Technologie:
   Les systèmes de communication sans fil, les interphones ou même les simples signaux lumineux peuvent aider à communiquer efficacement sans perturber le flux opératoire.
9. Feedback Constructif:
   Après l'intervention, prenez le temps de donner et de recevoir des commentaires. Les retours constructifs peuvent aider à améliorer la collaboration future.
10. Formation à la Communication:
    Encouragez l'équipe à participer à des formations spécifiques à la communication, notamment dans les situations de haute pression.
11. Évitez le Jargon:
    Bien que l'équipe chirurgicale soit familiarisée avec le jargon médical, il est toujours préférable d'utiliser des termes clairs, surtout en présence de membres moins expérimentés.

12. Créez un Environnement de Confiance:
   Favorisez une culture où chaque membre de l'équipe se sent à l'aise pour poser des questions, exprimer des préoccupations ou admettre une incertitude.

Une communication efficace au sein de l'équipe chirurgicale ne se limite pas à la transmission d'informations. Elle requiert une écoute attentive, une clarification, un respect mutuel et une volonté constante d'améliorer les interactions pour garantir la sécurité et le bien-être du patient.

Gérer les désaccords et les tensions en salle d'opération

La salle d'opération est un environnement à haute tension où les décisions sont souvent prises rapidement et où les enjeux sont élevés. Il n'est donc pas surprenant que des désaccords ou des tensions puissent surgir entre les membres de l'équipe chirurgicale. Voici quelques stratégies pour gérer efficacement ces situations tout en maintenant une atmosphère professionnelle et respectueuse.

1. Gardez votre Calme:
   Les réactions émotionnelles peuvent envenimer une situation déjà tendue. Respirez profondément, faites une pause si nécessaire et abordez la situation avec sérénité.
2. Écoutez Activement:
   Avant de répondre ou de réagir, assurez-vous de bien comprendre le point de vue de l'autre personne. Écoutez sans interrompre et évitez de sauter aux conclusions.

3. Clarifiez et Posez des Questions:
   Si vous ne comprenez pas le point de vue de l'autre ou si une information est ambiguë, demandez des éclaircissements.
4. Évitez la Confrontation Directe en Pleine Intervention:
   Si un désaccord survient pendant une procédure, il peut être préférable de stabiliser la situation et de reporter la discussion à un moment plus approprié.
5. Utilisez des "Je" plutôt que des "Tu":
   Au lieu de dire "Tu n'as pas écouté", dites "Je me suis senti ignoré". Cela évite d'accuser l'autre et ouvre la voie à un dialogue constructif.
6. Trouvez un Terrain d'Entente:
   Même en cas de désaccord, cherchez des points sur lesquels vous pouvez vous accorder. Cela crée une base positive pour la discussion.
7. Faites Appel à un Médiateur Neutre:
   Si les tensions persistent, il peut être utile de faire appel à une tierce personne, comme un superviseur ou un médiateur, pour aider à résoudre le conflit.
8. Réfléchissez Avant de Parler:
   Dans le feu de l'action, il peut être tentant de réagir impulsivement. Prenez un moment pour rassembler vos pensées avant de répondre.
9. Encouragez une Culture d'Ouverture:
   Créez un environnement où les membres de l'équipe se sentent à l'aise pour exprimer leurs préoccupations ou leurs opinions sans crainte de représailles.
10. Apprenez de l'Expérience:
    Après avoir résolu un conflit, prenez un moment pour réfléchir à ce qui s'est passé. Y a-t-il des leçons à tirer pour éviter des situations similaires à l'avenir?
11. Misez sur la Formation:
    Encouragez l'équipe à suivre des formations sur la gestion des conflits ou la communication interpersonnelle pour renforcer les compétences nécessaires pour gérer les tensions.

12. Soyez Proactif:
 Si vous identifiez des sources potentielles de tension ou de désaccord, abordez-les avant qu'elles ne deviennent problématiques.

Gérer les désaccords et les tensions en salle d'opération est essentiel pour assurer la sécurité du patient et la cohésion de l'équipe. En approchant chaque situation avec empathie, ouverture d'esprit et professionnalisme, il est possible de résoudre les conflits et de renforcer la collaboration.

Importance de la communication avec le patient et la famille

L'art de la médecine va au-delà des compétences techniques, et la communication est l'une de ses composantes essentielles. La communication efficace avec le patient et sa famille peut avoir un impact profond sur l'expérience du patient, son rétablissement, et même les résultats cliniques. Voici un aperçu des raisons pour lesquelles cette communication est si cruciale :

1. Renforcement de la Confiance:
 Une communication ouverte et transparente instaure une relation de confiance entre le professionnel de santé et le patient, ce qui est essentiel pour un partenariat thérapeutique solide.
2. Réduction de l'Anxiété:
 Les procédures médicales, en particulier la chirurgie, peuvent être stressantes pour le patient. Une explication claire et empathique peut aider à réduire l'anxiété et les inquiétudes.
3. Amélioration de la Compréhension:
 Une bonne communication assure que le patient et sa famille comprennent la nature de l'affection, les

options de traitement, les risques et les bénéfices associés.

4. Participation Active au Traitement:
   Lorsque les patients sont bien informés, ils peuvent jouer un rôle actif dans leurs soins, ce qui peut conduire à de meilleurs résultats et à une plus grande satisfaction.

5. Gestion des Attentes:
   La communication aide à aligner les attentes du patient et de sa famille avec les réalités et les limitations des interventions médicales.

6. Réduction des Erreurs Médicales:
   L'échange d'informations pertinentes avec le patient peut dévoiler des informations cruciales, comme des antécédents médicaux ou des allergies, minimisant ainsi les risques d'erreurs.

7. Facilitation de la Prise de Décision Éclairée:
   Pour donner leur consentement éclairé, les patients doivent comprendre tous les aspects de leur traitement. Une communication efficace garantit qu'ils ont toutes les informations nécessaires pour prendre des décisions éclairées.

8. Soutien Émotionnel:
   La reconnaissance et la validation des émotions et des préoccupations du patient peuvent offrir un soutien émotionnel indispensable, renforçant ainsi le lien thérapeutique.

9. Transition des Soins:
   Lorsque le patient est transféré ou déchargé, la communication claire avec la famille facilite la transition des soins et garantit la continuité.

10. Résolution des Conflits:
    Si des complications ou des problèmes surviennent, une communication ouverte et honnête peut contribuer à résoudre les tensions et à éviter les malentendus.

11. Sensibilisation Culturelle:
    La prise en compte des croyances, des valeurs et des préoccupations culturelles du patient peut aider à personnaliser la communication et à améliorer la qualité des soins.
12. Promotion de l'Adhérence Thérapeutique:
    Un patient bien informé est plus susceptible de suivre les recommandations médicales, ce qui peut améliorer les résultats à long terme.

La communication avec le patient et la famille est au cœur de la pratique médicale. Elle transcende les simples échanges d'informations pour établir des liens, offrir du réconfort, guider les choix et, en fin de compte, améliorer la qualité de vie des patients. Adopter une approche centrée sur le patient renforce l'importance de cette communication dans la pratique clinique quotidienne.

Chapitre 9 :
LA GESTION DES RESSOURCES ET LA SÉCURITÉ EN ANESTHÉSIE

Optimisation de l'utilisation des équipements et médicaments

L'efficacité et la sécurité au sein du domaine médical reposent largement sur l'utilisation optimale des équipements et des médicaments. Une gestion judicieuse peut non seulement améliorer les résultats pour le patient, mais également réduire les coûts et minimiser le gaspillage. Voici une approche fluide et intégrée pour optimiser ces ressources cruciales.

1. Formation et Éducation:
   Assurer une formation continue des professionnels de santé sur les dernières innovations et meilleures pratiques en matière d'utilisation d'équipements et de médicaments.
2. Protocoles Établis:
   Élaborer des protocoles clairs pour l'utilisation des médicaments et des équipements, s'assurant ainsi que les procédures sont uniformes et basées sur les meilleures preuves disponibles.
3. Maintenance Préventive:
   Effectuer des contrôles réguliers et des entretiens préventifs des équipements pour garantir leur bon fonctionnement et prolonger leur durée de vie.
4. Gestion des Stocks:
   Implémenter un système efficace de gestion des stocks pour surveiller et gérer l'inventaire des médicaments et des équipements, évitant ainsi le gaspillage et les pénuries.

5. Évaluation Régulière:
   Examiner périodiquement l'efficacité et la pertinence des médicaments et des équipements utilisés pour s'assurer qu'ils répondent aux besoins actuels et futurs.
6. Interactions Médicamenteuses:
   Utiliser des systèmes d'alerte pour surveiller et prévenir les interactions médicamenteuses potentiellement dangereuses.
7. Recyclage et Réutilisation:
   Lorsque cela est sûr et approprié, considérer le recyclage ou la stérilisation et la réutilisation des équipements pour maximiser l'utilisation des ressources.
8. Participation du Patient:
   Éduquer les patients sur l'utilisation appropriée des médicaments, en soulignant l'importance de suivre les prescriptions et d'éviter l'auto-médication.
9. Technologies Innovantes:
   Adopter des technologies, comme l'automatisation et la numérisation, pour améliorer l'efficacité de la gestion des médicaments et des équipements.
10. Collaboration Interdisciplinaire:
    Favoriser la collaboration entre les différentes équipes médicales pour partager les connaissances et les meilleures pratiques concernant l'utilisation des médicaments et des équipements.
11. Révision des Incidents:
    Analyser et tirer des leçons des incidents ou erreurs liés à l'utilisation d'équipements ou de médicaments pour améliorer continuellement la pratique.
12. Conformité Réglementaire:
    S'assurer que toutes les utilisations d'équipements et de médicaments respectent les réglementations et les directives en vigueur pour garantir la sécurité du patient.

L'optimisation de l'utilisation des équipements et des médicaments est un élément essentiel de la prestation de soins de santé de haute qualité. En mettant l'accent sur la formation, la gestion proactive et l'innovation, les établissements de santé peuvent garantir que ces ressources précieuses sont utilisées de manière efficace et sûre.

Procédures et protocoles pour garantir la sécurité du patient

La sécurité du patient est le pilier central des soins de santé. Assurer une prise en charge sans risque nécessite des protocoles clairs, une formation continue et une culture organisationnelle axée sur la sécurité. Voici une exploration des procédures et des protocoles essentiels pour maintenir la sécurité du patient au premier plan.

1. Culture de la Sécurité:
    Promotion d'une Culture Ouverte: Encourager les professionnels de santé à signaler les incidents sans crainte de répercussions.
    Retours d'Information: Assurer une boucle de feedback après chaque incident pour informer tout le personnel des leçons apprises.
2. Identification du Patient:
    Utiliser plusieurs identifiants (nom, date de naissance, numéro de patient) avant toute intervention ou administration de médicaments.
3. Gestion des Médicaments:
    Stockage Sécurisé: Conserver les médicaments dans des zones verrouillées ou surveillées.
    Vérification Double: Lors de l'administration de médicaments critiques, utiliser une vérification double par deux professionnels.

4. Prévention des Infections:

   Hygiène des Mains: Mettre en place des protocoles stricts de lavage des mains.

   Isolement: Isoler les patients avec des infections transmissibles pour protéger les autres patients et le personnel.

5. Formation et Éducation:

   Proposer des formations continues sur la sécurité des patients et les dernières meilleures pratiques.

6. Communication Efficace:

   Mettre en place des protocoles de transfert d'informations lors du passage de relais entre équipes pour éviter les oublis d'informations cruciales.

7. Chirurgie Sûre:

   Liste de Vérification Avant la Chirurgie: Utiliser des checklists avant, pendant, et après la chirurgie pour s'assurer que toutes les étapes sont suivies.

   Marquage du Site Opératoire: Assurer la correcte identification du site opératoire avant l'intervention.

8. Technologie et Équipement:

   Effectuer des maintenances régulières et des contrôles de qualité pour s'assurer du bon fonctionnement des équipements.

9. Prévention des Chutes:

   Évaluer le risque de chute des patients à leur admission et mettre en place des interventions appropriées, comme l'utilisation de barrières de lit.

10. Consentement Éclairé:

   Veiller à ce que les patients comprennent pleinement les procédures, les risques associés et les alternatives avant toute intervention.

11. Gestion des Ressources Humaines:

   Assurer une dotation suffisante et éviter la surcharge de travail, qui peut contribuer aux erreurs.

12. Révision et Amélioration Continues:
    Analyser les incidents, réaliser des audits de sécurité et mettre en œuvre des améliorations basées sur les leçons apprises.

Garantir la sécurité du patient nécessite une approche globale et intégrée qui mobilise chaque membre de l'équipe médicale. Les erreurs peuvent être inévitables, mais avec des procédures et des protocoles solides, leur fréquence et leur impact peuvent être réduits. La sécurité du patient est une responsabilité partagée qui, lorsqu'elle est priorisée, garantit une meilleure qualité des soins et une plus grande confiance des patients envers le système de santé.

La gestion des incidents et des erreurs en anesthésie

L'anesthésie est un domaine médical où les marges d'erreur sont étroites, avec des conséquences potentiellement graves pour les patients. Gérer efficacement les incidents et les erreurs est crucial pour minimiser les risques et pour apprendre des situations pour éviter leur répétition. Cette section détaille la gestion des incidents et des erreurs en anesthésie.

1. Reconnaissance et Intervention Immédiate:
    Réponse Rapide: À la détection d'une erreur ou d'un incident, la première priorité est d'intervenir rapidement pour stabiliser le patient.
    Notification Immédiate: Informer immédiatement l'équipe chirurgicale et, si nécessaire, demander de l'aide.

2. Documentation:

Noter en détail les circonstances de l'incident ou de l'erreur, les mesures prises en réponse, et l'état du patient après l'intervention.

3. Communication Transparente:

Avec le Patient et la Famille: Dans le respect des directives éthiques, informer le patient et sa famille de l'incident, des conséquences possibles et des mesures correctives prises.

Au Sein de l'Équipe Médicale: Discuter de l'incident avec l'équipe pour tirer des enseignements immédiats et éviter la répétition de l'erreur dans le futur proche.

4. Évaluation Approfondie:

Analyse des Causes Profondes (ACP): Procéder à une analyse systématique pour identifier les causes sous-jacentes de l'incident, plutôt que de se concentrer uniquement sur les erreurs individuelles.

Évaluations Périodiques: Effectuer des revues régulières des incidents et erreurs pour détecter des tendances ou des domaines problématiques.

5. Formation et Éducation:

Utiliser chaque incident comme une opportunité d'apprentissage pour toute l'équipe. Organiser des sessions de formation basées sur des scénarios réels pour améliorer la préparation à des situations similaires.

6. Soutien Psychologique:

Fournir un soutien aux membres de l'équipe impliqués dans l'incident. L'erreur humaine, bien que regrettable, est inévitable et le soutien peut aider à gérer la culpabilité et le stress associés.

7. Mesures Correctives:

Sur la base des conclusions de l'ACP, mettre en œuvre des changements systématiques, qu'il s'agisse de nouvelles formations, de modifications des protocoles ou de l'achat de nouveaux équipements.

8. Transparence Institutionnelle:

Maintenir un système de signalement des erreurs qui protège la confidentialité des personnes tout en permettant la collecte de données pour l'amélioration continue.

Partager les leçons apprises avec d'autres institutions ou au sein de plus larges réseaux médicaux pour améliorer la sécurité à une échelle plus vaste.

9. Révision des Protocoles:

Réexaminer et ajuster régulièrement les protocoles et les directives pour s'assurer qu'ils sont à jour avec les meilleures pratiques et qu'ils reflètent les leçons apprises des incidents précédents.

10. Engagement envers la Culture de la Sécurité:

Cultiver une culture où la sécurité est prioritaire, où les erreurs sont traitées comme des opportunités d'apprentissage plutôt que comme des fautes à punir.

La gestion des incidents et des erreurs en anesthésie est un processus multidimensionnel qui vise non seulement à rectifier une situation donnée, mais aussi à instaurer des changements à long terme pour prévenir la récurrence. Une approche proactive, combinée à une culture de sécurité solide, peut grandement réduire les risques pour les patients et renforcer la confiance dans le système de santé.

Chapitre 10 :
LA COLLABORATION
INTERPROFESSIONNELLE

Travailler avec les chirurgiens : comprendre leurs besoins et attentes

La réussite d'une intervention chirurgicale est le fruit d'une collaboration étroite entre le chirurgien et l'infirmier anesthésiste. Comprendre les besoins et les attentes des chirurgiens est crucial pour garantir la sécurité du patient et la fluidité de la procédure. Cette section vise à éclairer le monde des chirurgiens et à suggérer des façons de collaborer efficacement.

1. Nature Dynamique de la Chirurgie:
   - **Compréhension des Techniques Chirurgicales**: Reconnaître les différentes exigences anesthésiques en fonction de la complexité et de la durée de la chirurgie.
   - **Connaître les Points Clés**: Être conscient des moments cruciaux durant l'intervention où le chirurgien pourrait nécessiter une modification de l'anesthésie.
2. Communication Claire et Efficace:
   - **Avant la Chirurgie**: Discuter des besoins spécifiques, des préoccupations et des attentes pour l'opération à venlr.
   - **Pendant la Chirurgie**: Maintenir une communication ouverte, en signalant toute modification de l'état du patient ou des paramètres anesthésiques.

3. Respect Mutuel:

Reconnaissance des Rôles: Valoriser l'expertise de chacun tout en respectant les limites de ses compétences.

Gestion des Désaccords: Aborder les désaccords avec professionnalisme, privilégiant toujours l'intérêt du patient.

4. Anticiper les Besoins du Chirurgien:

Préparation Matérielle: Veiller à ce que tous les équipements et médicaments nécessaires soient prêts et à portée de main.

Connaissance des Habitudes: Comprendre les préférences et habitudes individuelles des chirurgiens pour faciliter la coopération.

5. Réactivité aux Demandes:

Être prêt à ajuster l'anesthésie en fonction des besoins changeants de la chirurgie et à répondre rapidement aux demandes du chirurgien.

6. Formation Continue Conjuguée:

Participer à des séances de formation conjointes pour comprendre les dernières techniques chirurgicales et anesthésiques et savoir comment elles interagissent.

7. Débriefings Post-Opératoires:

Après l'intervention, prendre un moment pour discuter de ce qui s'est bien passé et des domaines d'amélioration potentiels pour les opérations futures.

8. Comprendre les Risques et les Stress Associés à la Chirurgie:

Reconnaître la pression sous laquelle les chirurgiens opèrent et offrir un soutien, qu'il soit clinique ou émotionnel, lorsque cela est nécessaire.

9. Construire une Confiance Mutuelle:

À travers une communication ouverte, un respect mutuel et une collaboration étroite, développer une relation de confiance avec les chirurgiens.

Travailler en étroite collaboration avec les chirurgiens nécessite une communication fluide, une compréhension mutuelle et un respect des compétences et des responsabilités de chacun. En se concentrant sur la sécurité et le bien-être du patient, les infirmiers anesthésistes et les chirurgiens peuvent surmonter les défis et garantir des soins optimaux.

La synergie avec les infirmières de salle de réveil et de soins intensifs

Une fois la chirurgie terminée, le rôle de l'infirmier anesthésiste ne s'arrête pas. La prise en charge postopératoire, en particulier la transition vers la salle de réveil et éventuellement vers les soins intensifs, est une phase critique. La collaboration efficace entre l'infirmier anesthésiste et les infirmières de ces unités est essentielle pour assurer une récupération en toute sécurité et sans complication pour le patient.

1. Importance de la Communication:
    Transmission d'Informations: Partager tous les détails pertinents concernant l'anesthésie, les interventions effectuées et les éventuelles complications rencontrées.
    Briefing Structuré: Utiliser des checklists ou des guides pour garantir que tous les points clés sont couverts lors de la passation.
2. Comprendre le Rôle des Infirmières de Salle de Réveil:
    Surveillance Rapprochée: Elles sont les premières à détecter les signes de complications post-anesthésiques.
    Gestion de la Douleur: Elles gèrent la douleur postopératoire et nécessitent une connaissance approfondie des médicaments administrés pendant la chirurgie.

3. Collaboration avec les Soins Intensifs:

Patients à Haut Risque: Pour les patients qui nécessitent une surveillance continue après une chirurgie majeure ou en raison de comorbidités, comprendre les protocoles des soins intensifs est crucial.

Assistance Technique: L'infirmier anesthésiste peut être sollicité pour aider à l'intubation ou à la mise en place de voies d'accès centrales dans ces unités.

4. Formation Conjointe:

Participer à des simulations et des formations conjointes pour mieux comprendre les défis spécifiques auxquels ces infirmières sont confrontées et pour renforcer les compétences en matière de prise en charge postopératoire.

5. Retours d'Informations:

Établir un système où les infirmières peuvent fournir des retours d'information sur la prise en charge anesthésique, offrant des opportunités d'amélioration continue.

6. Réunions Régulières de Coordination:

Organiser des réunions pour discuter des protocoles, partager les mises à jour et aborder les préoccupations ou les défis.

7. Soutien Émotionnel et Psychologique:

Reconnaître la pression sous laquelle travaillent ces infirmières, en particulier lorsqu'elles sont confrontées à des complications postopératoires. Offrir un soutien et une collaboration bienveillante.

8. Continuité des Soins:

Veiller à ce que les directives et recommandations soient clairement communiquées et suivies, garantissant que le patient reçoit des soins cohérents et continus à chaque étape de sa récupération.

La transition entre la salle d'opération, la salle de réveil et les soins intensifs est un voyage complexe pour le patient. Une synergie effective entre l'infirmier anesthésiste et les infirmières de ces unités garantit non seulement une sécurité optimale mais également une expérience patient améliorée. La clé réside dans une communication ouverte, un respect mutuel et une compréhension des rôles et des responsabilités de chacun.

La collaboration avec les pharmaciens et autres spécialistes

L'anesthésie est une pratique médicale complexe et multifacette qui ne se limite pas à l'interaction entre l'anesthésiste et le patient. Elle nécessite souvent une collaboration étroite avec d'autres spécialistes, dont les pharmaciens, pour assurer la sécurité du patient et l'efficacité des soins. Cette section explore l'importance de cette synergie et les moyens d'optimiser la collaboration.

1. L'Essentiel de la Collaboration Pharmaceutique:
    - **Sélection des Médicaments**: Les pharmaciens apportent une expertise essentielle dans le choix des médicaments, en tenant compte de l'efficacité, des interactions médicamenteuses et des allergies possibles.
    - **Dosage et Administration**: Ils conseillent sur les dosages appropriés, les voies d'administration et les timings, garantissant ainsi une anesthésie sûre et efficace.
    - **Gestion des Stocks**: Assurer une disponibilité continue des médicaments essentiels grâce à une gestion adéquate des stocks en collaboration avec la pharmacie.
2. Interaction avec d'Autres Spécialistes:
    - **Cardiologues**: En cas de patients présentant des comorbidités cardiaques, une discussion avec le cardiologue peut guider la stratégie anesthésique.

Pneumologues: Pour les patients atteints de pathologies respiratoires, les avis des pneumologues sont cruciaux pour éviter les complications postopératoires.

Néphrologues: Ils jouent un rôle clé pour les patients ayant des affections rénales, en conseillant sur l'hydratation, les médicaments et la gestion postopératoire.

3. Réunions Multidisciplinaires:

Ces réunions réunissent différents spécialistes pour discuter des cas complexes et élaborer une stratégie de prise en charge optimale pour le patient.

4. Formation Croisée:

Organiser des sessions de formation où l'infirmier anesthésiste peut apprendre des autres spécialistes et vice versa, renforçant ainsi la compréhension mutuelle et la collaboration.

5. Protocoles et Lignes Directrices Communes:

Élaborer des directives conjointes avec d'autres spécialités pour la prise en charge des patients afin de garantir la cohérence et la qualité des soins.

6. Disponibilité pour des Consultations Rapides:

Établir un canal de communication direct pour des consultations rapides, permettant aux spécialistes de fournir des conseils en temps réel pendant la chirurgie.

7. Compréhension des Responsabilités:

Chaque spécialiste apporte une expertise unique. Reconnaître et respecter leurs compétences et leurs recommandations améliore la prise en charge globale.

8. Revue des Complications et des Issues:

Tenir des sessions de revue où les cas compliqués ou les complications sont discutés conjointement, offrant des opportunités d'apprentissage et d'amélioration.

La collaboration avec les pharmaciens et d'autres spécialistes est une dimension souvent négligée mais cruciale de la pratique anesthésique. Elle améliore la qualité des soins, minimise les risques et optimise l'issue pour le patient. La clé est une communication ouverte, un respect mutuel, une compréhension des compétences de chacun et une volonté de travailler en équipe pour le bien du patient.

Chapitre 11 :
LES PATHOLOGIES SPÉCIFIQUES ET LEURS IMPLICATIONS EN ANESTHÉSIE

Gérer des patients avec des comorbidités multiples

La prise en charge anesthésique des patients présentant plusieurs comorbidités est un défi délicat. Ces patients sont souvent plus vulnérables aux complications, et leur gestion nécessite une approche multidimensionnelle, une anticipation méticuleuse et une expertise clinique approfondie.

1. Évaluation Préopératoire:
   Historique Médical Détaillé: Recueillir des informations complètes sur toutes les conditions existantes, les médicaments pris et les interventions chirurgicales antérieures.
   Examen Physique Approfondi: Un examen ciblé pour identifier les problèmes potentiels qui pourraient influencer le choix de l'anesthésie.
2. Consultations Multidisciplinaires:
   Collaborer étroitement avec d'autres spécialistes pour obtenir une perspective complète et des conseils sur la meilleure approche pour ces patients.
3. Préparation Médicale:
   Optimisation: Ajuster les médicaments ou les traitements pour stabiliser autant que possible les comorbidités avant la chirurgie.
   Tests Spécifiques: Selon les comorbidités, des investigations supplémentaires peuvent être nécessaires, comme des échocardiogrammes pour les patients cardiaques.

4. Choix de l'Anesthésie:

  Opter pour une méthode d'anesthésie qui minimise les risques tout en étant efficace pour la chirurgie prévue.

5. Monitorage Intraopératoire:

  Un monitorage avancé peut être nécessaire pour ces patients pour détecter précocement toute complication ou déviation des paramètres normaux.

6. Gestion des Médicaments:

  Prêter attention aux interactions médicamenteuses, aux contre-indications et aux effets secondaires potentiels compte tenu des comorbidités.

7. Prise en Charge Postopératoire:

  Surveillance Étroite: Ces patients peuvent nécessiter une observation prolongée en salle de réveil ou même une admission en soins intensifs.

  Gestion de la Douleur: Veiller à ce que la prise en charge de la douleur soit efficace sans aggraver leurs conditions sous-jacentes.

8. Préparation pour la Sortie:

  Assurer une transition en douceur vers les soins à domicile ou vers une unité de soins prolongés avec des instructions claires sur la gestion des comorbidités et les médicaments.

9. Communication:

  Informer clairement le patient et sa famille des risques potentiels, des bénéfices et du plan de prise en charge pour assurer leur consentement éclairé.

10. Documentation Meticuleuse:

  Documenter tous les détails pertinents, les décisions prises et les raisons derrière elles, pour une référence future et pour les autres professionnels de la santé impliqués.

La gestion de patients avec des comorbidités multiples est l'une des tâches les plus exigeantes en anesthésie. Cela exige non seulement une expertise médicale, mais aussi une capacité à anticiper les défis, à communiquer efficacement et à prendre des décisions éclairées pour assurer la sécurité et le bien-être du patient à chaque étape du processus chirurgical.

Anesthésie pour les patients atteints de maladies rares

La prise en charge anesthésique des patients atteints de maladies rares nécessite une préparation méticuleuse, des connaissances spécialisées et une approche adaptée à chaque patient. Ces maladies, bien que peu fréquentes, peuvent poser des défis uniques en matière d'anesthésie, augmentant ainsi le risque de complications.

1. Compréhension de la Maladie Rare:
   Recherche et Documentation: S'informer sur la maladie, ses implications, les conséquences possibles sur l'anesthésie et les interventions chirurgicales.
   Symptômes et Manifestations: Comprendre les symptômes et les manifestations de la maladie qui peuvent influencer l'anesthésie.
2. Évaluation Préopératoire:
   Historique Médical: Recueillir des détails sur l'évolution de la maladie, les traitements antérieurs et les interventions chirurgicales précédentes.
   Consultations Spécialisées: Collaborer avec des médecins traitants ou des spécialistes qui gèrent la maladie du patient pour obtenir des informations spécifiques.
3. Préparation Préanesthésique:
   Médicaments Spécifiques: Identifier les médicaments qui doivent être évités ou privilégiés pour ces patients.
   Optimisation: Assurer la stabilisation de la maladie autant que possible avant la chirurgie.

4. Techniques Anesthésiques Adaptées:

Choix de l'Anesthésie: Sélectionner une technique anesthésique qui est à la fois sûre pour la maladie spécifique et adaptée à l'intervention chirurgicale.

Monitorage Avancé: Certains patients peuvent nécessiter un monitorage spécialisé en raison de leur maladie.

5. Gestion Intraopératoire:

Vigilance Accrue: Être particulièrement vigilant quant aux changements physiologiques qui peuvent ne pas être typiques des patients sans cette maladie.

Adaptabilité: Être prêt à adapter la technique anesthésique en fonction de la réponse du patient.

6. Prise en Charge Postopératoire:

Surveillance Renforcée: Ces patients peuvent nécessiter une surveillance prolongée et attentive en postopératoire.

Communication avec l'Équipe Médicale: Informer l'équipe médicale des spécificités liées à la maladie du patient et de la prise en charge anesthésique.

7. Éducation du Patient et de sa Famille:

Discuter des risques spécifiques et des précautions à prendre après la chirurgie, compte tenu de la maladie sous-jacente.

8. Revue Postopératoire:

Organiser des réunions de suivi pour évaluer la réponse du patient et identifier les domaines d'amélioration pour les futures interventions.

La prise en charge anesthésique des patients atteints de maladies rares exige non seulement une expertise clinique, mais aussi une capacité à s'adapter et à personnaliser l'approche pour chaque individu. La clé est la préparation, la collaboration interdisciplinaire, et une communication transparente pour assurer la sécurité et le bien-être du patient.

Considérations spéciales pour les patients âgés

Avec l'augmentation de l'espérance de vie et les avancées médicales, de plus en plus de patients âgés subissent des interventions chirurgicales. La prise en charge anesthésique de ces patients présente des défis spécifiques, car le vieillissement s'accompagne de changements physiologiques, de comorbidités et de polypharmacie.

1. Changements Physiologiques liés à l'Âge:
    Cardiovasculaires: Diminution de la réserve cardiaque, augmentation de la rigidité vasculaire.
    Respiratoires: Diminution de la fonction pulmonaire, altération des mécanismes de défense des voies respiratoires.
    Rénaux: Diminution de la fonction rénale, altération du métabolisme des médicaments.
    Neurologiques: Sensibilité accrue aux agents anesthésiques, risque accru de confusion postopératoire.
2. Évaluation Préopératoire:
    Historique Médical Complet: Prêter attention aux comorbidités, aux médicaments et aux chirurgies antérieures.
    Évaluation Fonctionnelle: Évaluer la capacité du patient à accomplir des tâches quotidiennes, ce qui peut prédire les résultats postopératoires.
3. Préparation Médicale:
    Optimisation des Comorbidités: S'assurer que les conditions existantes, telles que l'hypertension ou le diabète, sont bien gérées.
    Médication: Examiner les médicaments du patient pour éviter les interactions et réduire les risques.

4. Choix de l'Anesthésie:

  Sélection Adaptée: Opter pour des techniques qui minimisent les risques pour le patient âgé, comme les anesthésies loco-régionales lorsqu'elles sont appropriées.

5. Gestion Intraopératoire:

  Monitorage Étroit: Une surveillance renforcée pour détecter précocement toute complication.

  Prévention de l'Hypothermie: Les patients âgés sont plus susceptibles à l'hypothermie en salle d'opération.

6. Prise en Charge Postopératoire:

  Gestion de la Douleur: Privilégier des méthodes multimodales pour minimiser les effets secondaires des opioïdes.

  Surveillance de la Confusion: Les patients âgés sont plus susceptibles de développer une confusion ou un delirium postopératoire.

7. Mobilisation Précoce:

  Encourager la mobilisation précoce pour réduire les risques de complications telles que les pneumonies ou les thromboses veineuses profondes.

8. Communication Efficace:

  Assurer une communication claire avec le patient et sa famille concernant le plan de prise en charge, les risques et les bénéfices.

9. Transitions de Soins:

  Coordonner la transition vers des soins postopératoires, que ce soit à domicile ou dans une unité spécialisée, pour assurer une continuité des soins.

La prise en charge des patients âgés nécessite une sensibilité particulière, une préparation approfondie et une approche globale pour optimiser les résultats et minimiser les complications. L'objectif est d'assurer une expérience chirurgicale sûre et confortable pour cette population vulnérable.

Chapitre 12 :
URGENCES ET SITUATIONS EXCEPTIONNELLES EN ANESTHÉSIE

L'anesthésie en situations de catastrophes et de crises humanitaires

Les situations de catastrophe et de crise humanitaire, qu'elles soient dues à des catastrophes naturelles, des conflits armés ou des épidémies, nécessitent une réponse médicale rapide et efficace. La fourniture de soins anesthésiques dans de telles situations est complexe et comporte de nombreux défis.

1. Évaluation Initiale:
   - **Évaluation des Besoins**: Quelle est la magnitude de la catastrophe? Quels types de blessures ou de maladies sont prévalents?
   - **Ressources Disponibles**: Quels sont les équipements, les médicaments et le personnel disponibles sur place?
2. Mise en Place Rapide:
   - **Établissement de Salles d'Opération d'Urgence**: Utiliser des tentes, des structures temporaires ou des installations existantes.
   - **Stérilisation**: Assurer la stérilisation des instruments dans des conditions souvent précaires.
3. Limitations des Ressources:
   - **Anesthésie Sous-optimale**: Dans certains cas, on pourrait devoir se contenter d'anesthésiques locaux ou de techniques moins idéales.
   - **Gestion de la Douleur**: Les opioïdes et autres analgésiques peuvent être en quantité limitée.

4. Formation du Personnel:

Polyvalence: Dans de telles situations, le personnel doit souvent assumer plusieurs rôles.

Formation Rapide: Former le personnel local ou les bénévoles sur les principes de base de l'anesthésie.

5. Risques Accrus:

Infections: Risque accru d'infections dues à la chirurgie dans des conditions non stériles.

Complications: Moins de monitorage et d'équipements signifie un risque accru de complications anesthésiques.

6. Collaboration Interdisciplinaire:

Équipes Multidisciplinaires: Travailler en étroite collaboration avec des chirurgiens, des infirmiers, des logisticiens et d'autres spécialistes.

7. Aspects Éthiques et Culturels:

Consentement Éclairé: Naviguer dans des situations où obtenir un consentement éclairé formel peut être difficile.

Respect des Normes Culturelles: Tenir compte des croyances et pratiques locales lors de la prestation de soins.

8. Soutien Psychologique:

Pour les Patients: Reconnaître le traumatisme et le stress que vivent les patients et leurs familles.

Pour le Personnel: Prévenir l'épuisement professionnel et fournir un soutien psychologique au personnel confronté à des situations extrêmement difficiles.

9. Transition vers des Soins à Long Terme:

Réhabilitation: Prévoir la transition des patients vers des soins postopératoires et de réhabilitation.

Formation Continue: S'assurer que le personnel local reste formé et équipé après le départ des équipes d'intervention.

L'anesthésie en situations de catastrophe et de crise humanitaire nécessite flexibilité, innovation, et résilience. Ces interventions sont cruciales pour sauver des vies dans des contextes souvent chaotiques et défavorables. La préparation, la collaboration et le dévouement du personnel sont essentiels pour fournir des soins de qualité dans ces situations extrêmes.

Prise en charge
d'une réaction anaphylactique

L'anaphylaxie est une réaction allergique grave et potentiellement mortelle. Elle peut survenir à la suite de l'administration de nombreux médicaments et substances utilisés pendant l'anesthésie. Il est donc primordial pour l'infirmier anesthésiste d'être préparé à identifier rapidement et à gérer une telle situation.

1. Reconnaissance des Symptômes:
    Cardiovasculaires: Hypotension, tachycardie ou bradycardie, arythmie.
    Respiratoires: Bronchospasme, cyanose, hypoxie, œdème laryngé.
    Cutanés: Éruption cutanée, urticaire, rougeur.
    Neurologiques: Malaise, confusion, perte de conscience.
2. Arrêt Immédiat de l'Agent Coupable:
    Si possible, identifiez et arrêtez immédiatement l'administration du médicament ou de la substance suspectée d'avoir provoqué la réaction.
3. Maintien des Voies Aériennes et Ventilation:
    Intubation ou Ventilation: Assurez une oxygénation et une ventilation adéquates. Une intubation d'urgence peut être nécessaire en cas d'œdème laryngé.

Oxygène Supplémentaire: Administrez de l'oxygène à haute concentration.

4. Stabilisation Cardiovasculaire:

Liquides: Administrez rapidement des liquides intraveineux pour combattre l'hypotension.

Médicaments: Les vasopresseurs comme l'adrénaline sont souvent nécessaires.

5. Administration d'Adrénaline:

L'adrénaline est le médicament de premier choix pour traiter l'anaphylaxie. Elle doit être administrée immédiatement.

6. Antihistaminiques et Corticostéroïdes:

Ces médicaments peuvent être utilisés pour traiter et prévenir la progression de la réaction anaphylactique.

7. Prise en Charge du Bronchospasme:

Des bronchodilatateurs, tels que le salbutamol, peuvent être administrés pour gérer le bronchospasme.

8. Monitorage Continu:

Surveillez étroitement les signes vitaux, l'oxymétrie de pouls, la capnographie et, si disponible, la tension artérielle invasive.

9. Réanimation Cardio-Pulmonaire (RCP):

En cas d'arrêt cardiaque, commencez immédiatement la RCP.

10. Post-Gestion:

Une fois la situation stabilisée, il est crucial de transférer le patient dans une unité où il pourra être surveillé.

Assurez-vous que le patient, la famille et l'équipe médicale sont informés de la réaction et des médicaments ou substances potentiellement coupables.

Une investigation ultérieure pour identifier l'agent coupable peut être nécessaire.

La prise en charge rapide et efficace de l'anaphylaxie par l'infirmier anesthésiste peut faire la différence entre la vie et la mort. Une formation régulière et des simulations sur la gestion de ces situations d'urgence sont donc essentielles.

L'anesthésie hors du bloc opératoire : situations d'urgence

Au-delà des murs stérilisés du bloc opératoire, l'infirmier anesthésiste peut être appelé à intervenir dans des situations d'urgence, que ce soit dans d'autres zones de l'hôpital ou même en dehors. Ces situations nécessitent non seulement des compétences techniques mais aussi une capacité d'adaptation à des environnements moins contrôlés.

1. Contextes où l'Anesthésie Hors du Bloc est Couramment Pratiquée:
- **Services d'Imagerie**: Radiologie interventionnelle, IRM, TDM.
- **Endoscopie**: Gastro-entérologie, bronchoscopie.
- **Chambres Steriles**: Pour les patients immunodéprimés.
- **Urgences**: Traumatologie, reanimations en salle d'urgence.
- **Sur le Terrain**: Lors de catastrophes, zones de guerre, interventions rapides.

2. Défis Particuliers:
- Environnements Non Stérilisés: Risque accru d'infections.
- **Équipement Limité**: Absence de certains dispositifs habituels du bloc.
- **Espace Réduit**: Manque de mobilité, difficulté d'accès au patient.
- **Équipe Médicale Diverse**: Collaboration avec des professionnels d'autres spécialités.

3. Préparation Essentielle:

  Évaluation Rapide du Patient: Antécédents, médicaments, allergies.

  Vérification de l'Équipement: Disponibilité et fonctionnement des dispositifs.

  Communication: Dialogue clair avec l'équipe médicale et le patient.

4. Techniques Anesthésiques Spécifiques:

  Sédation: Souvent utilisée pour des interventions courtes ou douloureuses.

  Anesthésie Locale ou Régionale: Privilégiée pour des zones spécifiques du corps.

  Anesthésie Générale: Dans des situations plus complexes ou pour des patients non coopératifs.

5. Surveillance du Patient:

  Monitorage: Surveillance constante des signes vitaux.

  Prévention des Complications: Anticiper les réactions adverses, problèmes respiratoires.

6. Gestion des Complications:

  Hypoxie: Assurer une ventilation et une oxygénation adéquates.

  Réactions Allergiques: Prise en charge rapide avec les médicaments appropriés.

  Complications Cardiovasculaires: Gérer les arythmies, l'hypotension ou l'hypertension.

7. Post-Anesthésie:

  Surveillance Post-Interventionnelle: Assurer une reprise de conscience et une stabilisation du patient.

  Transfert: En fonction de l'état du patient, décider de l'admission en unité de soins intensifs, en salle de réveil ou en hospitalisation.

L'anesthésie hors du bloc opératoire est une pratique exigeante qui met à l'épreuve la polyvalence et la capacité d'adaptation de l'infirmier anesthésiste. Bien qu'elle présente des défis particuliers, elle est essentielle pour assurer des soins de qualité dans des situations diverses et souvent urgentes. La formation continue et la simulation sont cruciales pour préparer ces professionnels à ces contextes hors normes.

Chapitre 13 :
L'ANESTHÉSIE ET LES POPULATIONS PARTICULIÈRES

Patients immunodéprimés et transplantés

Dans le vaste univers médical, la prise en charge des patients immunodéprimés et transplantés pose des défis uniques, surtout lorsqu'une intervention chirurgicale nécessitant une anesthésie s'avère indispensable. L'état d'immunosuppression de ces patients les rend particulièrement vulnérables aux infections, réactions médicamenteuses et autres complications postopératoires.

1. Comprendre l'Immunodépression:

   Causes de l'Immunodépression: Maladies auto-immunes, chimiothérapie, radiothérapie, médicaments immunosuppresseurs, VIH, etc.

   Conséquences sur le Système Immunitaire: Vulnérabilité aux infections, cicatrisation retardée, réactions inflammatoires altérées.

2. Évaluation Préopératoire:

   Antécédents Médicaux: Connaissance des raisons de l'immunodépression, traitements en cours, antécédents d'infections, vaccinations récentes.

   Examen Clinique: Évaluation de l'état général, recherche d'infections actives.

   Investigations Complémentaires: Analyses sanguines, radiographie thoracique, cultures si nécessaire.

3. Risques Spécifiques à l'Anesthésie:

Réactions Médicamenteuses: Interactions avec les médicaments immunosuppresseurs, risque accru d'effets secondaires.

Infections Postopératoires: Risque élevé en raison de la faible capacité de défense de l'organisme.

Cicatrisation: Possibilité de retard dans la cicatrisation des plaies chirurgicales.

4. Préparation Anesthésique:

Antibioprophylaxie: Administration d'antibiotiques avant la chirurgie pour prévenir les infections.

Optimisation de l'État Nutritionnel: Nutrition adéquate pour améliorer la cicatrisation et la réponse immunitaire.

Préparation Mentale du Patient: Réassurance, information sur les risques et les bénéfices.

5. Monitorage Intraopératoire:

Surveillance Accrue: Monitorage étroit des signes vitaux, de la température, de la saturation en oxygène.

Asepsie Rigoureuse: Maintien d'un environnement stérile pour prévenir les infections.

6. Prise en Charge Postopératoire:

Surveillance des Infections: Surveillance des signes d'infections, cultures si nécessaire.

Gestion de la Douleur: Analgésie efficace sans compromettre davantage le système immunitaire.

Nutrition et Hydratation: Assurer une nutrition adéquate pour soutenir la récupération.

7. Cas des Patients Transplantés:

Connaissance du Greffon: Type de transplantation, date, complications éventuelles.

Médicaments Immunosuppresseurs: Dosage, interactions médicamenteuses.

Risques de Rejet: Reconnaître les signes précoces de rejet du greffon.

La prise en charge anesthésique des patients immunodéprimés et transplantés exige une attention méticuleuse, une préparation rigoureuse et une surveillance accrue. Chaque étape, de l'évaluation préopératoire à la récupération postopératoire, doit être adaptée pour minimiser les risques et garantir la meilleure issue pour ces patients particulièrement fragiles.

Anesthésie pour les patients avec des troubles psychiatriques

Les patients souffrant de troubles psychiatriques représentent une population spécifique au sein du spectre médical. Leurs besoins particuliers, en plus de leurs antécédents médicamenteux et cliniques, exigent une approche nuancée et individualisée lorsqu'une intervention chirurgicale sous anesthésie est nécessaire.

1. Comprendre le Spectre des Troubles Psychiatriques:
   Aperçu des Pathologies: Schizophrénie, trouble bipolaire, dépression majeure, troubles anxieux, PTSD, et autres.
   Conséquences sur la Perception et la Cognition: Altérations de la réalité, vulnérabilité à l'anxiété ou à la confusion.
2. Évaluation Préopératoire:
   Antécédents Psychiatriques: Durée de la maladie, traitements actuels et passés, épisodes d'hospitalisation, symptômes actuels.
   Antécédents Médicamenteux: Médicaments psychotropes, risques d'interactions médicamenteuses, conformité au traitement.
   Évaluation de l'État Mental Actuel: Stabilité, présence de symptômes aigus, niveau d'anxiété face à la chirurgie.

3. Risques Spécifiques à l'Anesthésie:
- **Interactions Médicamenteuses**: Potentiel d'interaction entre les anesthésiques et les médicaments psychotropes.
- **Réactions Post-anesthésiques**: Risque accru de confusion, d'agitation, de delirium postopératoire.
- **Réponse à la Douleur**: Perception altérée de la douleur, réponse émotionnelle amplifiée.

4. Préparation Anesthésique:
- **Stratégie de Médication**: Adapter l'anesthésie pour minimiser les interactions et les effets secondaires.
- **Communication Efficace**: Assurer que le patient comprenne le processus et se sente en sécurité.
- **Support Psychologique**: Faire appel à une équipe de santé mentale si nécessaire pour préparer le patient.

5. Monitorage Intraopératoire:
- **Surveillance des Signes d'Agitation**: Réactivité accrue aux stimuli, fluctuations de la pression artérielle ou de la fréquence cardiaque.
- **Ajustement de l'Anesthésie**: Répondre rapidement aux signes de stress ou d'inconfort.

6. Prise en Charge Postopératoire:
- **Surveillance du Delirium**: Reconnaître et traiter rapidement les signes de confusion ou d'agitation.
- **Gestion de la Douleur**: Adapter la prise en charge analgésique pour minimiser le stress émotionnel.
- **Communication Post-opératoire**: Assurer que le patient comprend sa situation et se sent en sécurité.

La prise en charge anesthésique des patients souffrant de troubles psychiatriques exige une attention méticuleuse et une collaboration interdisciplinaire. Chaque phase, de la préparation à la récupération, doit être abordée avec compassion, compréhension et expertise pour assurer la sécurité et le bien-être du patient tout au long de son parcours chirurgical.

Considérations pour les patients obèses ou bariatriques

L'anesthésie des patients obèses ou ayant subi une chirurgie bariatrique présente des défis uniques. Ces patients peuvent avoir des comorbidités associées à l'obésité et des changements anatomiques et physiologiques dus à la chirurgie, nécessitant une prise en charge anesthésique adaptée.

1. L'Obésité : Au-delà de l'IMC:
    Définition et Épidémiologie : Comprendre l'ampleur de l'obésité dans la population.
    Comorbidités Associées: Hypertension, diabète, apnée du sommeil, cardiopathies, entre autres.
2. Évaluation Préopératoire:
    Antécédents Médicaux: Se concentrer sur les pathologies associées à l'obésité.
    Antécédents Chirurgicaux: Type de chirurgie bariatrique, complications éventuelles, résultats postopératoires.
    Fonction Respiratoire: Risques d'apnée du sommeil, capacité pulmonaire réduite, atelectasie.
3. Défis Anatomiques et Physiologiques:
    Voies Aériennes: Difficulté potentielle d'intubation due à la distribution de la graisse.
    Système Cardiovasculaire: Charge de travail cardiaque accrue, risques d'arythmies.
    Métabolisme des Médicaments: Distribution, métabolisme et élimination altérés des médicaments.
4. Préparation à l'Anesthésie:
    Techniques d'Induction: Prévoir des difficultés potentielles d'intubation.
    Positionnement du Patient: Assurer une ventilation et une perfusion adéquates.

- **Accès Vasculaire**: Veiller à une bonne cannulation, considérant l'adiposité.
5. Monitorage Intraopératoire:
   - **Surveillance Respiratoire**: Risques d'atelectasie, d'hypoxie.
   - **Hémodynamique**: Surveiller la surcharge cardiaque, l'ischémie myocardique.
6. Prise en Charge Postopératoire:
   - **Gestion Respiratoire**: Risques d'apnée, nécessité d'une oxygénothérapie.
   - **Gestion de la Douleur**: Évaluer la nécessité d'analgésiques, en tenant compte du métabolisme des médicaments.
   - **Mobilisation Précoce**: Encourager le mouvement pour prévenir les complications thromboemboliques et respiratoires.

La prise en charge anesthésique des patients obèses ou bariatriques exige une planification minutieuse, une surveillance attentive et une collaboration étroite avec d'équipe chirurgicale. Une compréhension approfondie des changements physiologiques et des risques associés à l'obésité permettra d'assurer la sécurité et le bien-être du patient avant, pendant et après la chirurgie.

Chapitre 14 :
GESTION DE LA DOULEUR CHRONIQUE

Rôle de l'infirmier anesthésiste dans les cliniques de la douleur

La gestion de la douleur est une spécialité médicale en plein essor. Au cœur de cette évolution, l'infirmier anesthésiste joue un rôle majeur en combinant ses compétences cliniques avancées avec une approche centrée sur le patient pour offrir des soins holistiques. Les cliniques de la douleur sont dédiées à la prise en charge de patients souffrant de douleurs chroniques, aiguës, postopératoires ou dues à des maladies spécifiques.

1. Compréhension des Mécanismes de la Douleur:
   - **Types de Douleur**: Distinguer entre douleur nociceptive, neuropathique et psychogène.
   - **Évaluation de la Douleur**: Utilisation d'échelles de douleur, historique de la douleur, facteurs déclenchants.
2. Techniques d'Intervention:
   - **Blocages Nerveux**: Réalisation de blocs périphériques et centraux pour soulager la douleur.
   - **Thérapies Intrathécales**: Administration de médicaments directement dans l'espace sous-arachnoïdien ou épidural.
   - **Radiofréquence et Neurolyse**: Destruction des nerfs responsables de la douleur.
3. Administration de Médicaments Analgésiques:
   - **Opiacés**: Morphine, fentanyl, et autres.
   - Antidouleurs Non Opiacés: Paracétamol, AINS.
   - **Médicaments Adjuvants**: Antidépresseurs, anticonvulsivants pour les douleurs neuropathiques.

4. Approche Holistique de la Gestion de la Douleur:

    Thérapies Complémentaires: Acupuncture, massage, physiothérapie.

    Soutien Psychologique: Identifier et traiter la composante émotionnelle de la douleur.

5. Education du Patient:

    Techniques d'Autogestion de la Douleur: Techniques de relaxation, méditation.

    Connaissance des Médicaments: Effets secondaires, risques d'accoutumance, interaction médicamenteuse.

6. Collaboration Multidisciplinaire:

    Travailler avec d'Autres Professionnels de la Santé: Physiothérapeutes, psychologues, neurologues pour une prise en charge globale.

    Rester à jour avec les Dernières Recherches: Participer à des conférences, des séminaires et des formations continues.

L'infirmier anesthésiste dans une clinique de la douleur est bien plus qu'un simple technicien; il est un défenseur, un éducateur, et souvent un pilier de soutien pour les patients qui cherchent désespérément un soulagement. Il est essentiel que l'infirmier anesthésiste possède non seulement des compétences cliniques solides, mais aussi une capacité d'empathie et de compréhension pour servir au mieux cette population unique de patients.

Techniques avancées de gestion de la douleur

La douleur, qu'elle soit aiguë ou chronique, peut être extrêmement débilitante pour les patients. La gestion avancée de la douleur est l'aboutissement de décennies de recherches, de pratiques cliniques et d'innovations technologiques. Elle vise non seulement à réduire la douleur, mais aussi à améliorer la qualité de vie du patient.

1. Techniques Interventionnelles:
   - **Neurostimulation Électrique Transcutanée (TENS)**: Utilisation de courants électriques pour moduler la perception de la douleur.
   - **Stimulation de la Moelle Épiniaire (SCS)**: Implantation d'électrodes pour bloquer la transmission de la douleur.
   - **Radiofréquence Pulsée**: Utilisée pour désactiver temporairement les nerfs responsables de la douleur.
2. Approches Pharmacologiques Avancées:
   - **Pompes à Analgésiques**: Pompes implantables pour administrer des analgésiques directement dans l'espace épidural ou intrathécal.
   - **Traitements Ciblés**: Utilisation de médicaments spécifiques pour des types précis de douleur, comme les douleurs neuropathiques.
3. Thérapies Biologiques:
   - **Plasma Riche en Plaquettes (PRP)**: Utilisé pour traiter la douleur musculo-squelettique grâce aux propriétés régénératrices du propre sang du patient.
   - **Thérapies Cellulaires**: Utilisation de cellules souches pour promouvoir la guérison et réduire la douleur.
4. Approches Psychologiques Avancées:
   - **Thérapie Cognitive Comportementale (TCC)**: Aider les patients à comprendre et à gérer leur réaction à la douleur.
   - **Biofeedback**: Formation des patients pour qu'ils contrôlent certaines fonctions physiologiques afin de gérer la douleur.
5. Techniques de Relaxation et de Méditation:
   - **Méditation de Pleine Conscience**: Se concentrer sur le moment présent pour réduire la perception de la douleur.

- **Relaxation Musculaire Progressive**: Tendre et relaxer progressivement les groupes musculaires pour soulager la douleur.
6. Approches Complémentaires:
   - **Acupuncture**: L'insertion d'aiguilles fines pour stimuler des points précis du corps.
   - **Thérapie par le Froid et la Chaleur**: Utilisation de la chaleur et du froid pour réduire l'inflammation et soulager la douleur.

Les techniques avancées de gestion de la douleur exigent une compréhension approfondie des mécanismes de la douleur et une formation spécialisée. Elles offrent cependant de nouvelles possibilités pour traiter les patients souffrant de douleurs réfractaires et améliorent considérablement leur qualité de vie.

Collaborer avec d'autres spécialistes en gestion de la douleur

La prise en charge de la douleur est un domaine complexe qui nécessite souvent une approche multidisciplinaire pour offrir aux patients une prise en charge complète et efficace. La collaboration entre infirmiers anesthésistes et d'autres spécialistes est primordiale pour élaborer et exécuter des plans de traitement complets. Cette collaboration étroite apporte une vision holistique qui s'adapte à chaque patient.

1. Les Rhumatologues:
   - *Évaluation des affections musculo-squelettiques*: Diagnostics et recommandations pour les douleurs d'origine osseuse ou articulaire.
   - *Collaboration dans le traitement*: Fusion des thérapies pharmacologiques et non pharmacologiques pour une gestion optimale.

2. Les Neurologues:
   Gestion des douleurs neuropathiques: Compréhension des affections nerveuses et proposition de traitements appropriés.
   Évaluation neurophysiologique: Tests approfondis pour localiser et quantifier les lésions nerveuses.
3. Les Psychiatres et Psychologues:
   Évaluation de l'impact psychologique: Compréhension de la manière dont la douleur affecte l'humeur, le sommeil et le bien-être général.
   Interventions thérapeutiques: Thérapies cognitivo-comportementales, biofeedback et autres techniques pour gérer l'aspect psychologique de la douleur.
4. Les Physiothérapeutes:
   Thérapie physique: Exercices et manipulations pour améliorer la mobilité et réduire la douleur.
   Éducation du patient: Conseils sur les postures, les mouvements et les activités quotidiennes pour prévenir les douleurs récurrentes.
5. Les Pharmaciens cliniques:
   Gestion médicamenteuse: Conseils sur les médicaments analgésiques, leurs interactions et effets secondaires.
   Thérapies adjuvantes: Suggestions d'agents complémentaires pour augmenter l'efficacité des régimes analgésiques.
6. Les Acupuncteurs:
   Approche traditionnelle chinoise: Utilisation de l'acupuncture pour réduire la douleur et stimuler la guérison.
   Collaboration pour une combinaison de soins: Intégration de l'acupuncture dans un plan de traitement global.
7. Les Nutritionnistes:
   Impact de la nutrition sur la douleur: Comprendre comment l'alimentation peut influencer l'inflammation et la douleur.

Plans alimentaires: Création de régimes spécifiques pour aider à réduire la douleur et favoriser la guérison.

En collaborant étroitement avec ces spécialistes, l'infirmier anesthésiste peut offrir une prise en charge complète et individualisée, allant au-delà de l'anesthésie pour assurer une gestion optimale de la douleur chez chaque patient. Cette synergie professionnelle permet une meilleure compréhension des besoins du patient, une communication fluide et une mise en œuvre cohérente des plans de traitement.

Chapitre 15 :
L'ENVIRONNEMENT
ET L'INFRASTRUCTURE
DE LA SALLE D'OPÉRATION

Conception et organisation optimales d'une salle d'anesthésie

Une salle d'anesthésie bien conçue est cruciale non seulement pour l'efficacité du processus, mais surtout pour assurer la sécurité du patient. La disposition, l'équipement et les caractéristiques de l'environnement doivent être méticuleusement pensés pour garantir une prise en charge optimale.

1. Aménagement spatial:
   Zone centrale: Espace pour le patient, facilement accessible sous tous les angles.
   Espace de circulation: Suffisamment large pour permettre le mouvement aisé du personnel médical, sans encombrement.
2. Éclairage:
   Lumière ajustable: Intensité variable pour répondre aux besoins de procédures spécifiques.
   Éclairage d'urgence: En cas de panne de courant, il doit être instantanément disponible.
3. Équipement d'anesthésie:
   Machine d'anesthésie: Positionnée pour une visibilité et une accessibilité faciles.
   Aspiration: Fonctionnelle, testée régulièrement, et à portée de main.
   Moniteurs: Disposition ergonomique pour faciliter la lecture rapide des paramètres vitaux.

4. Stockage des médicaments et consommables:
   Armoires verrouillables: Pour les médicaments contrôlés et les substances potentiellement dangereuses.
   Tiroirs étiquetés: Organisation selon la fréquence d'utilisation et la catégorie de produit.
5. Gestion des voies aériennes:
   Stockage dédié: Toutes les tailles de laryngoscopes, masques, tubes endotrachéaux, et autres dispositifs d'intubation doivent être à portée de main.
   Aspiration buccale: Prête à l'emploi pour évacuer les sécrétions ou obstacles.
6. Sécurité:
   Systèmes d'alarme: Fonctionnels et facilement audibles.
   Détecteurs d'oxygène: Pour prévenir les situations hypoxiques.
   Extincteurs: Placés stratégiquement pour faire face à d'éventuels incendies.
7. Communications:
   Systèmes d'appel: Permettant une communication rapide avec d'autres services ou spécialistes.
   Téléphones d'urgence: Pour un accès immédiat aux services d'urgence.
8. Ergonomie et confort:
   Chaises ergonomiques: Pour le personnel, garantissant un confort lors des procédures prolongées.
   Température contrôlée: Maintien d'une température ambiante appropriée pour le patient et le personnel.
9. Zones de lavage:
   Lavabos: Avec des commandes non manuelles pour réduire la contamination.
   Distributeurs de désinfectant: Facilement accessibles pour une hygiène rapide des mains.

10. Équipement d'urgence:
    Chariots d'urgence: Stockés avec du matériel de réanimation, clairement étiquetés et régulièrement vérifiés.
    Défibrillateurs: Chargés et prêts à l'emploi.

La conception et l'organisation d'une salle d'anesthésie reflètent l'engagement envers la sécurité, la qualité des soins et l'efficacité. Chaque élément, de la disposition des meubles à l'emplacement des médicaments, doit être planifié avec soin pour répondre aux besoins de situations imprévues et garantir une prise en charge optimale des patients à chaque étape.

La sécurité environnementale et les protocoles d'hygiène

Dans l'univers médical, et en particulier au sein de la salle d'anesthésie, la sécurité environnementale et les protocoles d'hygiène sont de la plus haute importance. Ces éléments jouent un rôle vital non seulement pour prévenir les infections, mais aussi pour garantir un environnement sûr et efficace pour les patients et le personnel.

1. Contrôle de l'infection:
    Désinfection des mains: Encourager le lavage fréquent des mains et l'utilisation de désinfectants à base d'alcool.
    Port de vêtements de protection: Utilisation systématique de blouses, masques, gants et lunettes lors des procédures.
2. Entretien et nettoyage des équipements:
    Protocoles de désinfection: Nettoyage régulier des machines d'anesthésie, moniteurs et autres équipements avec des désinfectants appropriés.

Maintenance régulière: Assurer le bon fonctionnement des équipements pour éviter tout dysfonctionnement inattendu.

3. Gestion des déchets médicaux:

Séparation des déchets: Utilisation de poubelles distinctes pour les déchets biomédicaux, les objets tranchants et les déchets généraux.

Élimination sécurisée: Suivi des protocoles locaux et nationaux pour une élimination adéquate.

4. Qualité de l'air et ventilation:

Filtres HEPA: Installation de systèmes de ventilation avec des filtres HEPA pour éliminer les particules fines et les contaminants.

Surveillance de la qualité de l'air: Utilisation de détecteurs pour surveiller les niveaux d'oxygène et éviter les fuites d'anesthésiques gazeux.

5. Sécurité des sols et des surfaces:

Nettoyage fréquent: Utilisation de solutions désinfectantes pour éviter la contamination croisée.

Antidérapant: Assurer que les sols restent secs pour prévenir les chutes.

6. Gestion de l'exposition aux anesthésiques:

Éviter les fuites: Vérifications régulières des raccordements et des joints des machines d'anesthésie.

Ventilation adéquate: Éviter la concentration d'anesthésiques gazeux dans l'air.

7. Stockage sécurisé des médicaments:

Armoires verrouillables: Conserver les médicaments, en particulier les contrôlés, dans des endroits sûrs et accessibles uniquement au personnel autorisé.

Organisation claire: Étiqueter et organiser les médicaments pour éviter les erreurs de médication.

8. Formation et sensibilisation:

Sessions de formation: Organiser des formations régulières pour le personnel sur les protocoles d'hygiène et de sécurité.

Mises à jour sur les meilleures pratiques: Veiller à ce que le personnel soit informé des dernières recommandations en matière de sécurité et d'hygiène.

La sécurité environnementale et les protocoles d'hygiène ne sont pas seulement des procédures, mais un engagement envers le bien-être des patients et du personnel. Dans un milieu aussi crucial que la salle d'anesthésie, chaque détail compte, et la mise en œuvre rigoureuse de ces protocoles est essentielle pour assurer la meilleure prise en charge possible.

Gestion des ressources et approvisionnements

La salle d'anesthésie est l'un des piliers d'un établissement médical. Elle est indispensable à de nombreuses interventions chirurgicales, tant d'urgence que programmées. La gestion efficace des ressources et des approvisionnements y est cruciale non seulement pour garantir la sécurité des patients, mais aussi pour assurer le bon déroulement des opérations. De l'équipement technique aux médicaments essentiels, chaque élément doit être minutieusement géré.

1. Inventaire des médicaments:
    Suivi régulier: Tenir à jour un inventaire précis des médicaments disponibles et de leur date d'expiration.
    Commande proactive: Prévoir les besoins à venir en fonction des chirurgies planifiées et des consommations habituelles.
2. Maintenance des équipements:
    Calendrier de maintenance: Établir un calendrier régulier de maintenance pour chaque équipement.

- *Réparations rapides*: Disposer d'un réseau de techniciens qualifiés prêts à intervenir rapidement en cas de dysfonctionnement.

3. Stockage approprié:
   - *Zones de stockage définies*: Allouer des zones spécifiques pour les médicaments, les équipements et autres fournitures.
   - *Conditions optimales*: Veiller à ce que les médicaments et les équipements soient stockés dans des conditions idéales pour préserver leur efficacité.

4. Gestion des déchets:
   - *Élimination sécurisée*: Suivre les protocoles pour éliminer correctement les déchets médicaux.
   - *Réduction des déchets*: Chercher des moyens d'optimiser l'utilisation des ressources pour minimiser les déchets.

5. Formation continue:
   - *Formations sur les nouveaux équipements*: Assurer que le personnel est formé à l'utilisation des derniers équipements acquis.
   - *Ateliers sur les protocoles*: Organiser des sessions pour informer le personnel des mises à jour des protocoles ou de l'arrivée de nouveaux médicaments.

6. Collaboration avec les fournisseurs:
   - *Partenariats solides*: Établir de bonnes relations avec des fournisseurs fiables pour garantir un approvisionnement constant.
   - *Négociations stratégiques*: Travailler sur des contrats avantageux, en tenant compte des besoins à long terme de l'établissement.

7. Préparation aux urgences:
   - *Stocks d'urgence*: Maintenir une réserve de médicaments et d'équipements pour faire face à des situations imprévues.
   - *Plans d'action*: Avoir des protocoles clairs en place pour répondre rapidement en cas de pénurie soudaine ou d'autres crises.

Gérer efficacement les ressources et les approvisionnements de la salle d'anesthésie est un équilibre délicat entre anticipation et réactivité. La nature imprévisible de la médecine signifie que tout doit être en place, à tout moment, pour répondre aux besoins des patients. Une gestion rigoureuse est donc non seulement une question de logistique, mais aussi un gage de confiance pour les patients et pour l'ensemble de l'équipe médicale.

Chapitre 16 :
LES ENJEUX DE LA FORMATION EN ANESTHÉSIE

Évolution des programmes de formation et de certification

La profession d'infirmier anesthésiste est au cœur de la prise en charge des patients avant, pendant et après une intervention chirurgicale. Elle nécessite un niveau élevé de compétence, de jugement clinique et de capacités interpersonnelles. Avec le temps, l'évolution des techniques médicales, des technologies et des besoins des patients a poussé les programmes de formation et de certification à s'adapter et à se moderniser.

1. Naissance de la spécialisation:
   - *L'émergence du rôle*: Comment et pourquoi le rôle d'infirmier anesthésiste est né.
   - *Les premiers programmes*: L'importance de formaliser la formation pour garantir une qualité de soins.
2. Évolution technique et technologique:
   - *Incorporation de la technologie*: L'intégration des avancées technologiques dans le curriculum.
   - *Spécialisations au sein de l'anesthésie*: Formation sur des techniques spécifiques telles que l'anesthésie pédiatrique, cardiothoracique, etc.
3. La certification comme gage de qualité:
   - *L'importance de la certification*: Pourquoi une certification est-elle essentielle pour les infirmiers anesthésistes?
   - *Évolutions récentes des critères de certification*: Comment la barre a été continuellement relevée pour garantir une excellente qualité de soins.

4. Approche holistique de la formation:

   Au-delà de la technique: L'importance de la communication, de l'éthique et de la psychologie dans la formation.

   La simulation comme outil pédagogique: Comment la simulation a révolutionné la formation en offrant des expériences pratiques sans risques pour les patients.

5. Défis contemporains et adaptations:

   Spécialisation vs polyvalence: Comment les programmes de formation s'adaptent aux besoins changeants du milieu médical.

   Intégration continue de recherches récentes: Assurer que la formation est toujours à la pointe des connaissances actuelles.

6. Vision internationale et échanges:

   Comparaisons globales: Comment les programmes de formation varient-ils à travers le monde?

   Opportunités d'échanges et de formations à l'étranger: L'importance de la diversité des expériences dans la formation.

7. L'avenir de la formation et de la certification:

   Adaptation aux avancées technologiques: Anticiper l'intégration des nouvelles technologies, comme l'intelligence artificielle, dans le domaine.

   Mise à jour continue des programmes: L'importance d'une réévaluation et d'une adaptation constantes pour rester pertinent et efficace.

L'évolution des programmes de formation et de certification pour les infirmiers anesthésistes reflète les progrès et les défis du monde médical moderne. En restant à la pointe de l'éducation médicale, ces programmes garantissent que les infirmiers anesthésistes sont non seulement compétents, mais également des leaders dans leur domaine, prêts à offrir les meilleurs soins possibles à leurs patients.

L'importance des compétences non techniques dans la formation

L'anesthésie, comme de nombreux domaines médicaux, est souvent perçue à travers le prisme des compétences techniques, comme la capacité à intuber un patient ou à administrer correctement des médicaments. Cependant, pour être vraiment efficace dans leur rôle, les infirmiers anesthésistes doivent aussi maîtriser toute une série de compétences non techniques. Ces compétences, souvent sous-estimées, sont essentielles pour garantir la sécurité du patient, améliorer les résultats cliniques et renforcer la collaboration au sein des équipes médicales.

1. Communication efficace:
    L'importance de l'écoute: Comment une écoute active peut éviter des erreurs médicales et faciliter la prise en charge du patient.
    Communication avec l'équipe: Collaborer avec les chirurgiens, les infirmiers et d'autres professionnels pour garantir une prise en charge harmonieuse.
2. Prise de décision sous pression:
    Jugement clinique: La capacité à évaluer rapidement une situation et à prendre des décisions informées.
    Gérer l'incertitude: Comment naviguer dans des situations où toutes les informations ne sont pas disponibles ou sont ambiguës.
3. Gestion du stress et de la fatigue:
    Reconnaître ses propres limites: L'importance de savoir quand prendre une pause ou demander de l'aide.
    Techniques de relaxation et de résilience: Des stratégies pour rester calme et concentré, même dans les situations les plus tendues.

4. Travail d'équipe et leadership:
   Création d'une culture positive: Promouvoir un environnement où chaque membre de l'équipe se sent valorisé et entendu.
   Résolution de conflits: Techniques pour résoudre les désaccords de manière constructive.
5. Conscience situationnelle:
   Anticipation des problèmes: La capacité à prévoir les défis potentiels avant qu'ils ne se manifestent.
   Maintien d'une vision globale: Ne pas se perdre dans les détails tout en gardant une vue d'ensemble de la situation.
6. Gestion du temps et des priorités:
   Organisation dans un environnement dynamique: Comment gérer plusieurs tâches simultanément sans compromettre la qualité des soins.
   Délégation efficace: Savoir quand et comment déléguer certaines responsabilités.
7. Empathie et soins centrés sur le patient:
   Comprendre les besoins et les craintes du patient: L'importance de voir le patient comme une personne entière, et pas seulement comme une maladie ou une procédure.
   Promotion de la dignité et du respect: Garantir que chaque patient est traité avec le respect et la dignité qu'il mérite.

Les compétences non techniques sont un élément crucial de la formation des infirmiers anesthésistes. En combinant ces compétences avec une solide formation technique, les infirmiers anesthésistes peuvent fournir des soins complets, empathiques et de haute qualité, assurant ainsi la sécurité et le bien-être de leurs patients.

Supervision, mentorat et transmission des connaissances

1. Supervision : Garantir la qualité des soins
   - *Les objectifs de la supervision*: Assurer la sécurité des patients, renforcer les compétences des novices et encourager une réflexion clinique continue.
   - *Les méthodes de supervision*: De l'observation directe à la revue des cas, comment les infirmiers seniors supervisent efficacement les plus juniors.
2. Mentorat : Inspirer et guider la prochaine génération
   - *Le rôle du mentor*: Être à la fois un conseiller, un guide, un enseignant et parfois un confidant.
   - *La relation mentor-mentee*: Construire une relation de confiance, établir des limites et définir des objectifs clairs pour la croissance professionnelle.
3. Transmission des connaissances : De la théorie à la pratique
   - *Les méthodes pédagogiques en anesthésie*: De la simulation aux études de cas réels, comment enseigner efficacement dans un environnement clinique dynamique.
   - *Les défis de l'enseignement*: Surmonter les barrières, comme le manque de temps ou les différences générationnelles, pour assurer une transmission efficace des connaissances.
4. Cultiver un environnement d'apprentissage continu
   - *La culture de la curiosité*: Encourager une attitude d'apprentissage tout au long de la vie, où chaque expérience, bonne ou mauvaise, est vue comme une opportunité d'apprendre.
   - *La rétroaction constructive*: Apprendre à donner et à recevoir des critiques constructives pour favoriser l'amélioration continue.

5. Évaluer et adapter les méthodes de formation

Mesurer l'efficacité: Utiliser des évaluations régulières pour s'assurer que la transmission des connaissances est efficace et pertinente.

Innover dans l'enseignement: Explorer de nouvelles méthodes et technologies pour améliorer l'enseignement en anesthésie.

La supervision, le mentorat et la transmission des connaissances ne sont pas seulement des outils pour former la prochaine génération d'infirmiers anesthésistes. Ils sont aussi le moyen par lequel la profession se renouvelle, s'adapte et se renforce. En investissant du temps et des ressources dans ces processus, les infirmiers anesthésistes garantissent non seulement la qualité des soins pour les patients d'aujourd'hui, mais aussi pour ceux de demain.

Chapitre 17 :
L'ANESTHÉSIE AMBULATOIRE

Principes et avantages
de l'anesthésie ambulatoire

L'anesthésie ambulatoire, également appelée anesthésie pour chirurgie ambulatoire ou en hôpital de jour, se réfère aux interventions chirurgicales pour lesquelles le patient est admis, opéré, et renvoyé chez lui le jour même de la chirurgie, sans nécessiter de nuit d'hospitalisation. Avec les progrès technologiques et les méthodes anesthésiques améliorées, de plus en plus d'interventions sont réalisées dans ce cadre. Voyons de plus près les principes qui guident cette pratique ainsi que ses nombreux avantages.

1. Principes de l'anesthésie ambulatoire
   - *Sélection appropriée des patients*: Tous les patients ne sont pas adaptés pour la chirurgie ambulatoire. Les critères d'inclusion et d'exclusion sont essentiels pour assurer la sécurité du patient.
   - *Planification et coordination minutieuses*: De la préparation préopératoire à la planification de la sortie, tout doit être méticuleusement organisé.
   - *Techniques anesthésiques spécifiques*: L'utilisation d'anesthésiques à action courte, de techniques régionales et d'analgésiques pour minimiser les effets secondaires et faciliter une récupération rapide.
2. Avantages pour les patients
   - *Confort et familiarité*: Les patients peuvent se rétablir dans le confort de leur domicile, entourés de leurs proches.
   - *Récupération potentiellement plus rapide*: L'environnement familier et le stress réduit de ne pas

être hospitalisé peuvent favoriser une convalescence accélérée.

Réduction du risque d'infections nosocomiales: En évitant une nuit à l'hôpital, le risque d'exposition à des agents infectieux hospitaliers est minimisé.

3. Avantages économiques

Réduction des coûts: Moins de temps en hospitalisation signifie des coûts réduits pour les établissements de santé et, potentiellement, pour les patients.

Augmentation du débit: Les hôpitaux peuvent traiter davantage de patients en chirurgie ambulatoire qu'en chirurgie nécessitant une hospitalisation.

4. Implications pour l'équipe médicale

Changement de dynamique: Une préparation rapide, une intervention et une récupération exigent une coordination et une communication accrues de la part de l'équipe.

Satisfaction professionnelle: Beaucoup trouvent gratifiant d'aider les patients à récupérer rapidement et à rentrer chez eux le jour même.

L'anesthésie ambulatoire a révolutionné la manière dont nous percevons la chirurgie et l'anesthésie. Elle représente une avancée remarquable dans la prestation de soins centrés sur le patient, tout en offrant des avantages économiques considérables pour le système de santé. Cependant, il est crucial de s'assurer que, tout en tirant parti des avantages de cette approche, la sécurité et le bien-être des patients restent au premier plan.

Sélection des patients et préparation

Les processus de sélection des patients et de préparation préopératoire sont des étapes cruciales dans le parcours chirurgical. Ces phases déterminent non seulement si un patient est éligible pour une procédure, mais elles jettent également les bases d'une intervention sûre et efficace. L'harmonisation de ces étapes est fondamentale pour optimiser les résultats et minimiser les risques.

1. Critères de sélection : Qui est le bon candidat ?

État général de santé: Les antécédents médicaux, les maladies chroniques et l'état actuel du patient doivent être évalués. Des conditions telles que les maladies cardiaques, respiratoires ou rénales peuvent influencer la décision.

Nature de la chirurgie: Toutes les chirurgies ne sont pas adaptées pour tous les patients. La complexité, la durée de l'intervention et l'anticipation de la douleur post-opératoire sont autant de facteurs à considérer.

Historique anesthésique: Des réactions antérieures à l'anesthésie, telles que des nausées ou des réactions allergiques, doivent être notées.

Évaluation psychologique: La capacité du patient à comprendre et à suivre les instructions post-opératoires, ainsi que son niveau de confort et d'anxiété concernant l'intervention.

2. La préparation préopératoire : S'assurer que tout est en ordre

Consultations médicales: Des consultations avec des spécialistes peuvent être nécessaires pour des patients avec des comorbidités. Par exemple, un cardiologue pour un patient avec des antécédents cardiaques.

Tests de laboratoire: Les analyses sanguines, les tests d'urine, les radiographies ou d'autres investigations peuvent être nécessaires pour avoir une image claire de la condition du patient.

Jeûne: Le patient est généralement invité à jeûner pendant un certain nombre d'heures avant la chirurgie pour éviter les complications pendant l'anesthésie.

Médication: Certains médicaments doivent être arrêtés ou ajustés avant la chirurgie, tandis que d'autres doivent être pris avec une petite gorgée d'eau.

Éducation du patient: Informer le patient sur ce à quoi s'attendre avant, pendant et après la chirurgie. Cela peut inclure des informations sur la douleur, la mobilité et les soins post-opératoires.

Une sélection minutieuse des patients et une préparation adéquate ne sont pas de simples formalités, mais constituent plutôt la première ligne de défense contre les complications et les issues indésirables. Une communication ouverte et transparente entre le patient, l'infirmier anesthésiste et l'équipe chirurgicale est essentielle pour assurer des soins de qualité optimale.

Gestion post-opératoire et suivi

La phase post-opératoire est tout aussi cruciale que la phase pré-opératoire. Si la chirurgie est l'acte central, la période post-opératoire est le moment où le patient ressent véritablement l'impact de l'intervention. Il s'agit d'une phase délicate où l'accent est mis sur la surveillance, la gestion de la douleur, la prévention des complications et la promotion d'une récupération rapide et complète.

1. Surveillance post-opératoire initiale

Salle de réveil : Les premières heures suivant l'anesthésie sont vitales. Les paramètres vitaux du patient sont étroitement surveillés, tout comme sa capacité à retrouver conscience et à respirer de manière autonome.

Évaluation des fonctions vitales : Surveillance continue de la pression artérielle, du rythme cardiaque, de la saturation en oxygène et de la température pour déceler toute anomalie.

Réveil de l'anesthésie : Évaluer la clarté mentale du patient et sa capacité à répondre aux stimuli.

2. Gestion de la douleur

Évaluation régulière de la douleur : Utilisation d'échelles de douleur pour quantifier le ressenti du patient.

Administration d'antalgiques : Les médicaments peuvent varier du paracétamol aux opioïdes, selon l'intensité de la douleur.

Techniques non médicamenteuses : Encouragement à la mobilisation précoce, application de glace ou utilisation de techniques de relaxation.

3. Prévention des complications

Mobilisation précoce : Aide à prévenir les complications telles que la thrombose veineuse profonde ou les pneumonies post-opératoires.

Soins de la plaie : Inspection régulière de la plaie chirurgicale pour détecter tout signe d'infection ou de complication.

Hydratation et nutrition : Encourager le patient à boire et à manger selon les recommandations pour favoriser la guérison.

4. Éducation du patient et de sa famille

Instructions post-opératoires : Informer le patient sur les soins à domicile, les médicaments à prendre, les signes d'alerte à surveiller et la reprise des activités.

Rendez-vous de suivi : Programmer des consultations post-opératoires pour évaluer la récupération et répondre aux préoccupations du patient.

5. Transfert vers des unités spécialisées ou sortie

Critères de sortie : Assurer que le patient est stable, qu'il peut gérer sa douleur et qu'il comprend toutes les instructions avant de quitter l'hôpital.

Réhabilitation et physiothérapie : Pour certaines chirurgies, une rééducation est essentielle pour regagner la mobilité et la fonction.

La gestion post-opératoire n'est pas une tâche isolée, mais une collaboration continue entre le patient, l'infirmier anesthésiste et toute l'équipe médicale. Une attention minutieuse, une communication claire et une prise en charge personnalisée sont les clés d'une récupération réussie.

Chapitre 18 :
LES ENJEUX PSYCHOLOGIQUES EN ANESTHÉSIE

L'anxiété pré-opératoire : comprendre et rassurer le patient

L'approche d'une intervention chirurgicale, même mineure, peut susciter des inquiétudes, des doutes et de l'anxiété pour bon nombre de patients. L'inconnu, la crainte de la douleur, la peur des complications, ou même la simple idée d'être endormi peuvent être sources d'angoisse. Pour un infirmier anesthésiste, il est primordial de comprendre cette anxiété afin d'offrir un soutien adéquat et de garantir le bien-être du patient à toutes les étapes de l'intervention.

1. Reconnaître les signes de l'anxiété
    - *Symptômes physiques* : Tremblements, transpiration, palpitations, nausées, ou vertiges.
    - *Symptômes émotionnels* : Irritabilité, pleurs, retrait, ou expression de peurs irrationnelles.
    - *Symptômes comportementaux* : Questions répétées, refus de coopérer, ou hésitation à suivre les directives.
2. Causes courantes de l'anxiété pré-opératoire
    - *La peur de l'inconnu* : Ne pas savoir à quoi s'attendre pendant et après la chirurgie.
    - *Craintes concernant l'anesthésie* : Peur de ne pas se réveiller, de se réveiller pendant l'opération ou d'éventuelles complications.
    - *Inquiétudes sur le résultat* : Peur de mauvais résultats, de complications ou d'une longue convalescence.
    - *Préoccupations personnelles* : Soucis sur la famille, le travail ou d'autres responsabilités pendant la période de convalescence.

3. Stratégies pour rassurer le patient
- *Communication ouverte* : Encourager le patient à exprimer ses inquiétudes et répondre à toutes ses questions de manière claire et honnête.
- *Éducation pré-opératoire* : Informer le patient sur le déroulement de l'intervention, les protocoles d'anesthésie, et le processus de récupération. La familiarité peut réduire la peur de l'inconnu.
- *Interventions de relaxation* : Techniques de respiration profonde, visualisation, ou même écoute de musique apaisante.
- *Soutien émotionnel* : Fournir une présence rassurante, permettre la présence d'un proche, ou suggérer une consultation avec un psychologue ou un conseiller.

4. Implications pour le personnel médical
- *Formation continue* : S'assurer que tout le personnel est formé pour reconnaître et gérer l'anxiété pré-opératoire.
- *Collaboration interdisciplinaire* : Travailler avec d'autres membres de l'équipe chirurgicale pour assurer une prise en charge holistique de l'anxiété du patient.

Comprendre et traiter l'anxiété pré-opératoire ne bénéficie pas seulement au bien-être émotionnel du patient, mais peut aussi avoir des implications positives sur les résultats cliniques. Un patient calme et informé est plus susceptible de coopérer, de suivre les directives post-opératoires, et peut même connaître un rétablissement plus rapide. L'empathie, la patience et une communication ouverte sont les clés pour naviguer à travers ces moments délicats avec succès.

Soutenir les patients
après une expérience traumatisante

Être témoin ou subir une intervention chirurgicale qui ne s'est pas déroulée comme prévu, ou faire face à des complications imprévues, peut être traumatisant pour le patient. Dans ces moments, la capacité de l'infirmier anesthésiste à fournir un soutien émotionnel et psychologique est essentielle pour aider le patient à se remettre non seulement physiquement, mais aussi émotionnellement.

1. Reconnaissance et validation
   - *Écoute active* : Offrir un espace sécurisé pour le patient pour partager ses sentiments et ses inquiétudes.
   - *Validation* : Reconnaître les sentiments du patient sans jugement. Il est essentiel de ne pas minimiser leur expérience.
2. Informations claires et honnêtes
   - *Expliquer la situation* : Fournir des informations détaillées sur ce qui s'est passé, pourquoi cela s'est produit et les mesures prises pour y remédier.
   - *Plan d'action* : Discuter des prochaines étapes pour la prise en charge médicale et la récupération.
3. Soutien psychologique
   - *Orientation vers des professionnels* : Suggérer une consultation avec un psychologue ou un thérapeute spécialisé dans le trauma.
   - *Groupes de soutien* : Informer le patient de l'existence de groupes de soutien pour ceux ayant vécu des expériences médicales traumatisantes.
4. Suivi régulier
   - *Rendez-vous de suivi* : Assurer un suivi régulier pour évaluer le rétablissement physique et émotionnel du patient.

Évaluation continue : Surveiller les signes de stress post-traumatique ou d'autres troubles liés au trauma.

5. Auto-soin pour le professionnel médical

Supervision : Rechercher des opportunités de supervision ou de consultation pour traiter les sentiments personnels suite à des incidents médicaux traumatisants.

Pratiques de bien-être : Se livrer à des activités de relaxation et de réduction du stress pour prévenir le burnout.

6. Prévention et apprentissage

Analyse d'incident : Évaluer ce qui a mal tourné et identifier les opportunités d'amélioration pour prévenir des incidents futurs.

Formation continue : Participer à des formations et des ateliers pour améliorer les compétences cliniques et les techniques de communication.

Soutenir les patients après une expérience traumatisante nécessite une approche globale, centrée sur le patient, qui prend en compte non seulement leurs besoins physiques mais aussi leur bien-être émotionnel et psychologique. Une communication ouverte, une écoute empathique, et une volonté de fournir les ressources nécessaires sont essentielles pour aider les patients à guérir après de telles expériences.

Le rôle du soutien psychologique pour le personnel en anesthésie

Dans le monde médical et particulièrement au sein des équipes d'anesthésie, le stress, la pression et les responsabilités élevées sont omniprésents. Ces professionnels, en première ligne face à des situations critiques, sont confrontés à de fortes pressions émotionnelles. Le soutien psychologique joue alors un rôle primordial pour garantir leur bien-être et leur efficacité.

1. Reconnaissance du poids émotionnel
   - *Exposition quotidienne* : Comprendre que les infirmiers anesthésistes sont quotidiennement exposés à des situations de vie ou de mort, et qu'ils peuvent être affectés à tout moment.
   - *Impact sur le bien-être* : Les émotions non traitées peuvent conduire à l'épuisement professionnel, la dépression ou d'autres problèmes de santé mentale.
2. Espaces de débriefing
   - *Débriefing post-opératoire* : Offrir des moments réguliers de discussion et de partage après des interventions complexes ou stressantes.
   - *Groupe de parole* : Créer un environnement sécurisé pour partager et échanger entre collègues sur les émotions ressenties.
3. Soutien professionnel
   - *Consultations psychologiques* : Mettre à disposition des professionnels pour des consultations individuelles.
   - *Formations spécifiques* : Organiser des formations sur la gestion du stress, la résilience ou la communication en situation de crise.
4. Stratégies de prévention
   - *Reconnaissance des signaux d'alarme* : Former le personnel à reconnaître les premiers signes d'épuisement professionnel ou de détresse psychologique chez eux et leurs collègues.
   - *Équilibre travail-vie* : Encourager une bonne gestion du temps et la valorisation des pauses et des vacances.
5. Construction d'une culture de soutien
   - *Communication ouverte* : Valoriser une culture où le personnel se sent libre de partager ses préoccupations sans crainte de jugement.

Reconnaissance et valorisation : Saluer les réussites et reconnaître l'importance du travail de chacun.

6. Recherche et développement

Études et publications : Encourager les études sur la santé mentale des professionnels en anesthésie pour mieux comprendre et anticiper leurs besoins.

Intégration des découvertes : Appliquer les nouvelles connaissances et techniques pour améliorer le bien-être au travail.

Assurer le bien-être psychologique du personnel en anesthésie n'est pas simplement une question de bienveillance ; c'est une nécessité pour garantir une prise en charge optimale des patients. Une équipe soutenue et en bonne santé mentale est une équipe efficace et empathique, prête à affronter les défis du quotidien.

Chapitre 19 :
COMPLÉMENTARITÉ
ENTRE ANESTHÉSIE ET RÉANIMATION

Principes de base de la réanimation

La réanimation représente l'ensemble des techniques médicales visant à maintenir ou restaurer les fonctions vitales d'un individu. Les principes de base de la réanimation sont essentiels pour toute personne travaillant dans le domaine médical, car ils traitent souvent des situations où chaque seconde compte.

1. Évaluation initiale
   - *Évaluation de la scène*: Assurer que l'environnement est sûr pour le réanimateur et le patient.
   - ABCD de la réanimation:
     - **A**irway : S'assurer que les voies aériennes sont dégagées.
     - **B**reathing : Vérifier la respiration et, si nécessaire, assister ou remplacer cette fonction.
     - **C**irculation : Contrôler le pouls et, si nécessaire, initier un massage cardiaque.
     - **D**efibrillation : Utiliser un défibrillateur si le patient est en arrêt cardiaque dû à certaines arythmies.
2. Support avancé des voies aériennes
   - *Intubation trachéale* : Insérer un tube dans la trachée pour sécuriser les voies aériennes.
   - *Ventilation mécanique* : Utiliser un appareil pour assister ou remplacer la respiration du patient.

3. Support hémodynamique
   - *Accès vasculaire* : Établir un accès rapide à la circulation sanguine pour administrer des médicaments ou des fluides.
   - *Médicaments vasoactifs* : Utiliser des médicaments pour soutenir la tension artérielle et la fonction cardiaque.
4. Monitorage
   - *Électrocardiographie* : Surveiller l'activité électrique du cœur.
   - *Oxymétrie de pouls* : Mesurer la saturation en oxygène du sang.
   - *Capnographie* : Mesurer le CO_2 expiré pour évaluer la ventilation.
5. Thérapies spécifiques
   - *Thrombolyse* : Dissoudre un caillot qui bloque un vaisseau sanguin.
   - *Hypothermie thérapeutique* : Refroidir le corps pour protéger le cerveau après un arrêt cardiaque.
6. Post-réanimation
   - *Stabilisation* : S'assurer que le patient est stable après la réanimation.
   - *Soins intensifs* : Transférer le patient dans une unité spécialisée pour une surveillance rapprochée et un traitement continu.
7. Éthique et prise de décision
   - *Consentement et autonomie du patient* : Respecter les souhaits du patient en matière de soins.
   - *Limitation et arrêt des thérapeutiques* : Reconnaître quand il est dans l'intérêt du patient de ne pas entamer ou de cesser une intervention.

La réanimation est une discipline médicale qui exige une formation approfondie, une prise de décision rapide, et une coordination étroite entre les membres de l'équipe. Même si elle est souvent associée à des situations d'urgence, elle s'inscrit également dans une démarche globale de soins, d'accompagnement et de respect de la dignité du patient.

Transfert du patient entre la salle d'opération et l'unité de soins intensifs

Le transfert d'un patient de la salle d'opération à l'unité de soins intensifs est une étape cruciale qui nécessite une organisation minutieuse, une communication efficace et une prise en charge multidisciplinaire pour garantir la sécurité et le bien-être du patient. C'est un moment où le patient est particulièrement vulnérable en raison des interventions chirurgicales et anesthésiques récentes.

1. Préparation préalable au transfert
   - *Évaluation clinique* : Assurer que le patient est stable d'un point de vue cardio-respiratoire et hémodynamique.
   - *Communication* : Informer l'équipe de soins intensifs de l'arrivée imminente du patient et des détails pertinents de la chirurgie et de l'anesthésie.
   - *Préparation du matériel* : S'assurer que tous les équipements de soutien vitaux (comme les respirateurs) fonctionnent correctement et sont prêts à être utilisés.
2. Le processus de transfert
   - *Coordination* : Déterminer qui sera responsable du patient pendant le transfert (généralement l'infirmier anesthésiste ou le médecin anesthésiste).
   - *Sécurité* : Veiller à ce que le patient soit bien fixé sur le brancard et que tous les tubes, cathéters et fils soient correctement sécurisés.
   - *Monitorage* : Continuer à surveiller les fonctions vitales du patient pendant le transfert.
3. À l'arrivée en unité de soins intensifs
   - *Transmission des informations* : Fournir un compte-rendu détaillé au personnel des soins intensifs sur l'état actuel du patient, les détails de l'intervention, les médicaments administrés, et toute autre information pertinente.

Raccordement aux dispositifs médicaux : Connecter rapidement le patient à l'équipement de l'unité, comme le moniteur cardiaque, le respirateur, etc.

Évaluation initiale : L'équipe des soins intensifs doit évaluer immédiatement le patient pour s'assurer qu'il est stable et répondre à tous les besoins urgents.

4. Suivi

Documentation : Documenter tous les détails du transfert, y compris les heures, les personnes impliquées et tout incident ou changement d'état du patient.

Communication continue : Maintenir une communication ouverte entre la salle d'opération et l'unité de soins intensifs pour toute mise à jour ou changement concernant l'état du patient.

La période post-opératoire immédiate peut être l'une des plus critiques pour un patient. Un transfert bien organisé et efficace entre la salle d'opération et l'unité de soins intensifs est essentiel pour assurer une continuité des soins et optimiser les résultats pour le patient. Cela nécessite une collaboration étroite entre les anesthésistes, les chirurgiens, les infirmiers, et l'équipe des soins intensifs.

Collaboration entre infirmiers anesthésistes et médecins réanimateurs

La prise en charge médicale optimale des patients, avant, pendant et après une intervention chirurgicale, est le fruit d'une collaboration étroite entre plusieurs spécialistes. Parmi eux, l'infirmier anesthésiste et le médecin réanimateur jouent des rôles prépondérants. Ensemble, ils travaillent à assurer la sécurité et le confort du patient, tout en optimisant son état physiologique.

1. Rôles complémentaires
   Évaluation pré-opératoire : L'infirmier anesthésiste participe souvent à la première évaluation du patient, recueillant des antécédents, des médications et identifiant d'éventuels problèmes. Le médecin réanimateur approfondit cette évaluation, en se concentrant notamment sur les aspects plus complexes des comorbidités du patient.
   Planification de l'anesthésie : Tandis que l'infirmier anesthésiste peut proposer un plan anesthésique, le médecin réanimateur valide, ajuste et supervise sa mise en œuvre, tout en prenant en compte les implications pour la période post-opératoire.
2. Travail d'équipe en salle d'opération
   Induction et maintenance de l'anesthésie : L'infirmier anesthésiste est souvent responsable de l'administration des médicaments anesthésiques et du suivi des signes vitaux, sous la supervision et les directives du médecin réanimateur.
   Gestion des complications : En cas de complication, l'infirmier anesthésiste et le médecin réanimateur travaillent de concert pour stabiliser rapidement le patient.
3. Période post-opératoire
   Transfert en unité de soins intensifs (USI) : Cette phase est cruciale et implique souvent à la fois l'infirmier anesthésiste, qui a suivi le patient en salle d'opération, et le médecin réanimateur, qui prendra en charge le patient dans l'USI.
   Suivi en USI : Tandis que l'infirmier anesthésiste peut assurer un suivi initial, le médecin réanimateur prendra le relais pour la gestion post-opératoire, s'occupant de la douleur, de la respiration et de la récupération générale du patient.
4. Communication et formation
   Échanges réguliers : Des réunions régulières entre les deux professionnels permettent d'évoquer les cas

complexes, d'affiner les protocoles et de s'assurer que la collaboration demeure optimale.

Formation continue : Les formations conjointes sont bénéfiques pour renforcer la synergie, partager les connaissances et rester à la pointe des avancées médicales.

La collaboration entre l'infirmier anesthésiste et le médecin réanimateur est fondamentale pour garantir le meilleur déroulement des interventions et la sécurité des patients. Ce partenariat doit être basé sur le respect, la confiance et la communication pour assurer une prise en charge holistique et efficace du patient.

Chapitre 20 :
LES MÉDICAMENTS EN ANESTHÉSIE : ACTUALITÉS ET PERSPECTIVES

Nouveaux agents anesthésiques sur le marché

L'anesthésie est une spécialité médicale en constante évolution, et la recherche pharmaceutique vise continuellement à développer des agents anesthésiques plus sûrs, plus efficaces et mieux tolérés par les patients. Voici un aperçu des développements récents et des agents émergents dans le domaine de l'anesthésie. Notez que cet aperçu se base sur mes connaissances jusqu'en janvier 2022, et il est crucial de consulter les ressources actuelles pour des informations à jour.

1. Inhalateurs d'anesthésiques
De nouveaux agents inhalateurs sont en développement pour offrir une récupération plus rapide, moins d'effets secondaires et une empreinte environnementale réduite.

Desflurane, Sevoflurane, Isoflurane : Bien que ces agents ne soient pas nouveaux en soi, des avancées sont faites pour améliorer leur administration et minimiser leur impact sur l'environnement.

2. Agents intraveineux

Remimazolam : Un benzodiazépine à action ultra-rapide, qui présente l'avantage d'une demi-vie courte et d'une élimination rapide, ce qui pourrait offrir un réveil plus prompt.

Dexmedetomidine : Un sédatif qui agit sur les récepteurs alpha-2 adrénergiques, offrant une sédation sans dépression respiratoire.

3. Blocs nerveux locaux

Nouveaux liposomes : La recherche vise à développer des préparations liposomales de médicaments comme la bupivacaïne, permettant une libération prolongée et donc une analgésie qui dure plus longtemps sans nécessiter de perfusions continues.

4. Agents non-opioïdes pour la gestion de la douleur

Tapentadol : Agissant à la fois comme agoniste opioïde et inhibiteur de la recapture de la norépinéphrine, il offre une option pour la douleur aiguë et chronique.

Agents ciblant les récepteurs NMDA : Des agents comme le kétafol (combinaison de kétamine et propofol) sont étudiés pour leur potentiel analgésique.

5. Considérations environnementales

La recherche se concentre également sur la réduction de l'empreinte carbone des agents anesthésiques, notamment en optimisant les systèmes de délivrance pour minimiser les émissions de gaz à effet de serre.

Il est crucial pour tout infirmier anesthésiste et anesthésiste-réanimateur de se tenir informé des dernières avancées, non seulement pour offrir les meilleurs soins possibles, mais aussi pour anticiper les changements dans la pratique quotidienne. La participation à des conférences, la lecture de revues spécialisées, et l'engagement dans des associations professionnelles sont autant de moyens de rester à la pointe de la spécialité.

Tendances en matière de sédation et de blocs nerveux

La pratique de l'anesthésie est en constante évolution, et de nouvelles tendances en matière de sédation et de blocs nerveux ont émergé ces dernières années. Ces tendances ont été influencées par les progrès technologiques, les recherches cliniques et une meilleure compréhension des besoins des patients.

1. Sédation :

Sédation minimale : La sédation consciente, où le patient reste éveillé mais détendu, est devenue populaire pour de nombreuses interventions, permettant une récupération plus rapide avec moins d'effets secondaires.

Agents de sédation non-opioïdes : La recherche vise à réduire la dépendance aux opioïdes pour la sédation. Des agents comme le propofol, le dexmedetomidine et le remimazolam offrent des options intéressantes.

Sédation par voie orale : Pour des interventions plus courtes ou moins invasives, les agents sédatifs oraux sont de plus en plus utilisés, réduisant le besoin d'administration intraveineuse.

2. Blocs nerveux :

Guidage échographique : L'utilisation de l'échographie pour guider les injections de blocs nerveux a révolutionné cette pratique. Elle augmente la précision de la placement de l'anesthésique, réduit le risque de complications et améliore l'efficacité du bloc.

Cathéters de bloc nerveux continu : Ces cathéters permettent une analgésie continue après des chirurgies douloureuses, offrant une meilleure gestion de la douleur sans l'utilisation prolongée d'opioïdes.

Blocs nerveux périphériques vs blocs centraux : Les blocs nerveux périphériques, tels que les blocs du plexus brachial ou les blocs fasciaux, sont de plus en plus privilégiés pour des chirurgies spécifiques, réduisant le besoin de techniques centrales plus invasives comme les rachianesthésies.

Nouveaux adjuvants : Des agents tels que le dexmedetomidine et le dexaméthasone sont ajoutés aux anesthésiques locaux pour prolonger la durée de l'analgésie des blocs nerveux.

L'évolution de la sédation et des techniques de bloc nerveux reflète la tendance générale vers une médecine plus individualisée, axée sur le patient. Avec les progrès technologiques et l'adoption de nouvelles méthodes, les infirmiers anesthésistes et anesthésistes-réanimateurs peuvent offrir des soins de qualité, tout en garantissant sécurité et confort pour leurs patients.

Enjeux liés à la résistance aux médicaments et alternatives

Les avancées dans le domaine de l'anesthésie, tout comme dans d'autres domaines médicaux, se heurtent à l'émergence de la résistance aux médicaments. Cette résistance représente un défi majeur pour les professionnels de la santé et peut avoir des implications directes sur l'efficacité des interventions chirurgicales et sur la sécurité des patients.

1. Comprendre la résistance aux médicaments :
   Mécanismes de résistance : Au fil du temps, certaines bactéries et autres micro-organismes développent des mécanismes pour contrer les effets des médicaments. Ceci est souvent le résultat d'une utilisation excessive ou inappropriée des médicaments.
   Conséquences sur l'anesthésie : La résistance aux médicaments peut affecter la capacité des anesthésiques à produire l'effet désiré, ce qui peut nécessiter l'utilisation de doses plus élevées ou de médicaments alternatifs, avec des risques potentiels accrus pour le patient.

2. Enjeux spécifiques en anesthésie :
- **Antibiorésistance :** Dans le cadre des interventions chirurgicales, les antibiotiques prophylactiques sont couramment utilisés pour prévenir les infections. La résistance aux antibiotiques peut compromettre cette stratégie, augmentant le risque d'infections post-opératoires.
- **Résistance aux agents anesthésiques :** Bien que moins courante, certaines populations de patients peuvent présenter une tolérance accrue à certains anesthésiques, nécessitant des ajustements dans les protocoles d'anesthésie.

3. Alternatives et stratégies face à la résistance :
- **Recherche de nouveaux médicaments :** Il est essentiel de développer de nouveaux médicaments anesthésiques et analgésiques pour faire face à la résistance.
- **Optimisation des protocoles :** L'utilisation judicieuse des médicaments existants, en combinant des agents ou en modifiant les dosages, peut aider à maximiser leur efficacité tout en minimisant le développement de la résistance.
- **Surveillance et éducation :** Surveiller les tendances de résistance et éduquer les professionnels de santé sur l'utilisation appropriée des médicaments est crucial.
- **Thérapies non médicamenteuses :** L'adoption de techniques alternatives, comme les blocs nerveux, la sédation non-opioïde ou les techniques de relaxation, peut réduire la dépendance à certains médicaments et minimiser le risque de résistance.

L'émergence de la résistance aux médicaments représente un défi conséquent pour le domaine de l'anesthésie. Toutefois, grâce à une collaboration interdisciplinaire, à la recherche continue et à une utilisation judicieuse des ressources disponibles, les professionnels de santé peuvent continuer à offrir des soins sûrs et efficaces à leurs patients.

Chapitre 21 :
LA QUALITÉ ET L'AMÉLIORATION CONTINUE EN ANESTHÉSIE

Principes de la gestion de la qualité en santé

La gestion de la qualité en santé vise à garantir des soins de santé sûrs, efficaces, centrés sur le patient, opportuns, efficients et équitables. Elle se base sur une approche systémique, orientée vers l'amélioration continue, qui met l'accent sur la prévention des erreurs plutôt que sur leur correction. Voici un aperçu des principes fondamentaux qui guident cette démarche :

1. Centrage sur le patient :
   - **Comprendre les besoins et attentes des patients :** Les soins doivent être conçus autour du patient, en prenant en compte ses préférences, ses besoins et ses valeurs.
   - **Promouvoir la participation du patient :** Impliquer les patients dans la prise de décision concernant leurs soins, et encourager un partenariat entre les patients, leurs familles et les professionnels de santé.

2. Approche basée sur la preuve :
   - **Utilisation des meilleures données disponibles :** Adopter des pratiques cliniques fondées sur les preuves scientifiques actuelles et pertinentes pour garantir l'efficacité des interventions.
   - **Innovation et recherche :** Encourager la recherche clinique et l'innovation pour améliorer constamment la qualité des soins.

3. Amélioration continue :

Évaluation et retour d'information : Utiliser des outils de mesure et d'évaluation pour identifier les domaines à améliorer.

Mise en œuvre d'actions correctives : Une fois les problèmes identifiés, mettre en place des actions pour les résoudre et prévenir leur récurrence.

4. Leadership engagé :

Promouvoir une culture de qualité : Les dirigeants doivent s'engager à promouvoir une culture organisationnelle qui valorise la qualité et la sécurité des soins.

Formation et éducation : Veiller à ce que tous les membres du personnel soient correctement formés aux principes de la qualité et de la sécurité des soins.

5. Communication transparente :

Partager les informations : Faciliter la communication entre tous les acteurs du système de santé pour assurer une prise en charge coordonnée et efficace du patient.

Rapporter les incidents : Encourager la déclaration des incidents et erreurs pour en tirer des leçons et améliorer les systèmes.

6. Travail en équipe et collaboration :

Favoriser le travail interdisciplinaire : Encourager la collaboration entre les différents professionnels de santé pour une prise en charge globale du patient.

Partenariats : Collaborer avec d'autres établissements et organismes pour partager les meilleures pratiques et ressources.

7. Équité :

- **Garantir l'accès :** Veiller à ce que tous les patients, quelle que soit leur origine ou leur situation, aient accès à des soins de qualité.
- **Personnaliser les soins :** Adapter les soins aux besoins spécifiques de chaque patient, tout en garantissant l'équité de traitement pour tous.

La gestion de la qualité en santé nécessite un engagement continu de la part des professionnels de santé, des dirigeants et des patients eux-mêmes. Elle vise non seulement à améliorer les soins cliniques, mais aussi à garantir une expérience positive pour le patient tout au long de son parcours de soins.

Méthodologies pour l'évaluation et l'amélioration de la performance

Dans le milieu médical, et en particulier pour l'infirmier anesthésiste, l'évaluation et l'amélioration de la performance sont cruciales pour garantir la sécurité et la qualité des soins. Diverses méthodologies sont utilisées pour atteindre cet objectif. Découvrons ces méthodes en détail :

1. Audit clinique :

- **Définition et objectifs :** Un audit clinique est une revue systématique de la prestation des soins, comparée à des critères clairs. Son objectif est d'améliorer la qualité des soins au patient.
- **Procédure :** Identifier une question ou un sujet d'audit, définir des critères et des standards, collecter et analyser les données, puis mettre en œuvre des changements.

2. Revue de mortalité et de morbidité (RMM) :

Objectif : Examiner de manière systématique les décès et les complications survenant dans un service ou une institution.

Procédure : Analyser les cas, déterminer si des améliorations peuvent être apportées et implémenter des actions correctives si nécessaire.

3. Cycle PDCA (Planifier, Faire, Vérifier, Agir) :

Planifier : Identifier un problème ou une opportunité d'amélioration, puis élaborer un plan d'action.

Faire : Mettre en œuvre le plan sur une petite échelle pour le tester.

Vérifier : Évaluer les résultats et comparer les performances avant et après.

Agir : Sur la base des résultats, décider de la mise en œuvre à grande échelle ou de la révision du plan.

4. Six Sigma :

Objectif : Une approche structurée pour améliorer la performance en éliminant les erreurs et les défauts.

Procédure : Utilise des outils statistiques pour identifier les processus qui nécessitent une amélioration, puis les optimiser.

5. Indicateurs de performance clés (KPI) :

Définition : Des indicateurs spécifiques qui aident une organisation à mesurer sa performance par rapport à ses objectifs stratégiques.

Utilisation : Les KPI sont utilisés pour évaluer la performance actuelle, définir des cibles futures et mettre en place des actions correctives.

6. Évaluations par les pairs :

Objectif : Fournir un retour d'information sur la performance individuelle à partir des observations de collègues.

Procédure : Les professionnels évaluent leurs pairs sur la base de critères préétablis. Cette méthode peut être formelle ou informelle.

7. Benchmarks ou référenciation :
   Définition : Comparer les performances d'une organisation ou d'une unité à celles des meilleures pratiques ou standards reconnus.
   Utilisation : Identifier les écarts de performance et mettre en œuvre des stratégies pour atteindre ou dépasser ces standards.

8. Évaluations de la satisfaction du patient :
   Objectif : Mesurer la satisfaction des patients pour évaluer la qualité des soins.
   Procédure : Utilisation de questionnaires, d'entretiens ou d'autres méthodes pour recueillir les opinions des patients.

Chacune de ces méthodologies offre une perspective unique sur la performance. En les combinant et en les adaptant en fonction des besoins spécifiques d'une institution ou d'un service, il est possible d'obtenir une image complète de la performance et d'identifier les domaines nécessitant une amélioration. La clé est de s'engager dans une démarche d'amélioration continue, en veillant toujours à placer le patient au centre des préoccupations.

Retour d'expérience et analyse des incidents

Dans le domaine médical, et tout particulièrement dans l'anesthésie, les incidents, même mineurs, peuvent avoir des conséquences graves pour le patient. Le retour d'expérience et l'analyse des incidents sont donc essentiels pour améliorer la qualité et la sécurité des soins. Examinons ces éléments de manière fluide et approfondie.

1. L'importance du retour d'expérience :
Le retour d'expérience, ou "feedback", n'est pas uniquement axé sur les erreurs ou les échecs. Il s'agit d'un processus d'apprentissage qui permet d'évaluer des situations concrètes, d'en tirer des leçons et d'améliorer les pratiques futures. Dans le monde de l'anesthésie, le retour d'expérience est crucial pour éviter de répéter les mêmes erreurs.

2. Culture de la sécurité et non de la culpabilité :
Pour encourager le partage d'incidents ou d'erreurs, il est fondamental d'établir une culture où la sécurité est prioritaire et où les professionnels se sentent libres de partager leurs expériences sans crainte de répercussions négatives. C'est en reconnaissant et en comprenant nos erreurs que nous pouvons véritablement progresser.

3. Méthodologie d'analyse des incidents :
Collecte d'informations : Immédiatement après un incident, il est essentiel de documenter tous les détails pertinents, notamment les événements qui ont conduit à l'incident, les personnes impliquées, l'équipement utilisé, etc.
Analyse causale : Plutôt que de simplement identifier ce qui s'est mal passé, il est crucial de comprendre pourquoi. L'analyse des causes profondes peut aider à identifier des problèmes systémiques ou organisationnels qui ont contribué à l'incident.
Développement de solutions : Sur la base de l'analyse, des recommandations sont formulées pour éviter que de tels incidents ne se reproduisent à l'avenir.

4. Partage des enseignements :
Après l'analyse, il est essentiel de partager les conclusions et les leçons apprises avec l'équipe, voire avec l'institution tout entière. Ce partage peut prendre la forme de réunions d'équipe, de formations ou de publications.

5. Améliorations continues :
La boucle ne s'arrête pas une fois que l'incident a été analysé. Les recommandations doivent être mises en œuvre, suivies et évaluées pour s'assurer qu'elles sont efficaces.

6. Supports technologiques :
Des outils technologiques, tels que les systèmes de déclaration électronique, peuvent faciliter la collecte, l'analyse et le suivi des incidents. Ces systèmes peuvent également aider à identifier des tendances ou des problèmes récurrents.

7. L'implication des patients :
Les patients, ou leurs familles, peuvent fournir des perspectives précieuses sur les incidents. En les impliquant dans le processus d'analyse, nous pouvons obtenir une vue plus complète de l'événement et renforcer la confiance.

Chaque incident, aussi regrettable soit-il, offre une opportunité unique d'apprendre et de s'améliorer. En adoptant une approche systématique et bienveillante de l'analyse des incidents, les infirmiers anesthésistes et leur équipe peuvent continuellement améliorer la sécurité et la qualité des soins qu'ils fournissent.

Chapitre 22 :
PERSPECTIVES HISTORIQUES
DE L'ANESTHÉSIE

L'évolution de l'anesthésie
à travers les âges

Depuis les premiers temps de la civilisation, l'humanité a recherché des moyens de soulager la douleur, en particulier lors de procédures médicales ou chirurgicales. L'anesthésie, telle que nous la connaissons aujourd'hui, est le fruit de millénaires d'expérimentation, de découvertes fortuites et d'innovations médicales. Voyageons à travers le temps pour retracer l'évolution de cette discipline médicale essentielle.

1. Les origines antiques :
Avant l'avènement de l'anesthésie moderne, les civilisations anciennes utilisaient des méthodes primitives pour atténuer la douleur. Les Égyptiens, par exemple, utilisaient des opiacés et des alcools pour induire un état d'inconscience. Les Chinois, quant à eux, ont peut-être été les premiers à pratiquer l'acupuncture à des fins analgésiques.

2. Le Moyen Âge et la Renaissance :
Durant ces périodes, la médecine faisait des pas timides. Des mélanges d'herbes, d'alcools et d'opiacés étaient couramment utilisés pour soulager la douleur, bien que leur efficacité était variable. Des tentatives, souvent désastreuses, d'utiliser des substances telles que la mandragore ou la belladone étaient courantes.

3. Le 19ème siècle : L'âge de l'innovation :

Ether et chloroforme : En 1846, le premier acte chirurgical sous éther fut réalisé avec succès à Boston. Peu de temps après, le chloroforme a été introduit comme alternative. Ces substances ont révolutionné la chirurgie, bien qu'elles aient leurs propres risques et inconvénients.

Cocaine : Découverte comme anesthésique local en ophtalmologie, elle a ouvert la voie à d'autres anesthésiques locaux plus sûrs.

4. Le 20ème siècle : Vers une anesthésie plus sûre :

Introduction des barbituriques : Dans les années 1930, ces médicaments ont été introduits pour l'induction anesthésique, offrant plus de contrôle que les agents inhalés.

Développement de l'anesthésie régionale : Avec l'introduction de médicaments comme la lidocaïne, des techniques comme la rachianesthésie et l'anesthésie péridurale sont devenues populaires.

Équipement de surveillance : La seconde moitié du siècle a vu le développement de dispositifs sophistiqués pour surveiller l'état du patient, augmentant ainsi la sécurité.

5. Le 21ème siècle : Personnalisation et précision :
Avec l'avènement de la génomique et de la médecine personnalisée, l'anesthésie est devenue encore plus ciblée. Des agents anesthésiques à action rapide, des techniques d'anesthésie régionale guidées par échographie, et une meilleure compréhension des interactions médicamenteuses et des effets secondaires, ont tous contribué à rendre l'anesthésie plus sûre et plus efficace que jamais.

L'histoire de l'anesthésie est parsemée d'essais et d'erreurs, de découvertes et d'innovations. De pratiques primitives et souvent dangereuses à une discipline médicale sophistiquée et sécurisée, l'anesthésie a parcouru un long chemin, témoignant de la quête incessante de l'humanité pour le soulagement de la douleur et la sécurité du patient.

Pionniers et découvertes marquantes

La pratique de l'anesthésie a été façonnée par une série de découvertes et d'innovations qui ont révolutionné la médecine et la chirurgie. Derrière chaque avancée, il y a eu des individus visionnaires qui ont osé repousser les limites du possible. Examinons certains de ces pionniers et leurs contributions marquantes.

1. Horace Wells (1815-1848) :
   Contribution : L'utilisation du protoxyde d'azote (ou gaz hilarant) comme agent anesthésique.
   Wells, un dentiste, a été le premier à utiliser le protoxyde d'azote pour extraire une dent sans douleur. Bien que ses premières démonstrations publiques aient été entachées de controverses, sa découverte a posé les bases de l'anesthésie moderne.

2. William Thomas Green Morton (1819-1868) :
   Contribution : La première utilisation réussie de l'éther comme anesthésique.
   Morton a fait une démonstration réussie de l'utilisation de l'éther pour l'anesthésie en 1846 à l'hôpital général du Massachusetts. Cette démonstration, désormais célèbre sous le nom de "Ether Day", a marqué un tournant dans la chirurgie.

3. James Young Simpson (1811-1870) :
   Contribution : L'introduction du chloroforme en anesthésie.

Simpson, un obstétricien écossais, a été le premier à reconnaître les propriétés anesthésiques du chloroforme et à l'utiliser pour soulager la douleur de l'accouchement.

4. Carl Koller (1857-1944) :

Contribution : La découverte des propriétés anesthésiques de la cocaïne pour la chirurgie oculaire.

Koller, un ophtalmologue, a introduit la cocaïne comme anesthésique local en ophtalmologie, révolutionnant les procédures chirurgicales oculaires.

5. John Snow (1813-1858) :

Contribution : Pionnier dans l'administration contrôlée d'anesthésiques.

Connu également pour ses travaux en épidémiologie, Snow a amélioré les méthodes d'administration du chloroforme et de l'éther, et a notamment administré le chloroforme à la reine Victoria lors de l'accouchement.

6. Virginia Apgar (1909-1974) :

Contribution : Développement de la "Score d'Apgar".

Apgar, anesthésiste et pédiatre, a développé le score d'Apgar pour évaluer rapidement la santé des nouveau-nés, une procédure toujours utilisée aujourd'hui dans les salles d'accouchement du monde entier.

7. Sir Ivan Magill (1888-1986) :

Contribution : Innovation en anesthésie thoracique.

Magill a développé une série d'instruments et de techniques pour l'intubation trachéale, notamment le célèbre forceps de Magill, encore utilisé aujourd'hui.

Ces pionniers, parmi d'autres, ont jeté les bases de l'anesthésie moderne. Leur curiosité, leur persévérance et leur ingéniosité ont permis d'améliorer la sécurité et l'efficacité des interventions médicales, bénéficiant à des millions de patients à travers le monde.

Leçons tirées du passé et influence sur la pratique actuelle

L'histoire de l'anesthésie est parsemée de succès retentissants, d'échecs lamentables, d'expérimentations audacieuses et d'évolutions progressives. En examinant cette riche histoire, il est possible de discerner des leçons essentielles qui continuent de façonner la pratique actuelle. Ces leçons transcendent le temps et la technologie, rappelant aux professionnels les principes fondamentaux de leur métier.

1. La sécurité avant tout :
Les échecs tragiques, tels que les décès dus à des surdoses ou à des erreurs d'administration, ont renforcé la nécessité d'une évaluation minutieuse des patients et d'une surveillance attentive pendant l'anesthésie. Les pratiques actuelles, avec leurs protocoles stricts et leurs équipements de surveillance avancés, reflètent cette leçon.

2. La nécessité de la formation continue :
Au fur et à mesure que de nouveaux agents et techniques étaient découverts, il est devenu clair que la formation initiale était insuffisante. Aujourd'hui, la formation continue, les certifications régulières et les simulations sont devenues la norme, garantissant que les anesthésistes sont toujours à la pointe de leur profession.

3. L'importance de la collaboration interprofessionnelle
Des figures comme John Snow, qui a travaillé étroitement avec des chirurgiens, ont démontré que l'anesthésie ne se fait pas en vase clos. Aujourd'hui, le travail d'équipe entre anesthésistes, chirurgiens, infirmières et autres professionnels de santé est essentiel pour assurer des soins optimaux au patient.

4. L'adaptabilité face à l'inconnu :
Face à des situations nouvelles ou imprévues, les anesthésistes du passé ont souvent dû improviser. Cette capacité d'adaptation reste cruciale à l'heure actuelle, en particulier lors de situations d'urgence ou avec des patients présentant des défis médicaux complexes.

5. L'éthique et le consentement éclairé :
Les premières anesthésies étaient parfois administrées sans le plein consentement du patient. Les scandales et les conséquences qui en ont résulté ont mis en évidence l'importance cruciale du consentement éclairé, une pratique désormais profondément ancrée dans les procédures médicales.

6. L'innovation et l'expérimentation responsables :
Si l'audace et l'innovation ont été essentielles pour les progrès en anesthésie, elles doivent être équilibrées par une approche éthique et responsable. La recherche clinique moderne en anesthésie est ainsi rigoureusement réglementée, garantissant que les nouvelles méthodes sont à la fois sûres et efficaces.

7. L'importance de la communication et de l'éducation :
Les pionniers de l'anesthésie ont également été d'ardents défenseurs de leur métier, éduquant le public et les autres professionnels de santé sur les avantages et les risques de l'anesthésie. De nos jours, la communication avec les

patients, leurs familles et l'équipe médicale demeure un pilier de la pratique anesthésique.

Ces leçons tirées du passé ne sont pas de simples récits historiques; elles constituent le socle sur lequel repose la pratique moderne de l'anesthésie. Elles rappellent aux professionnels actuels la gravité de leur responsabilité et les guident dans leur quête continue d'excellence.

Chapitre 23 :
LE DÉVELOPPEMENT DE CARRIÈRE

Parcours académique
et formation continue

L'anesthésie, en tant que spécialité médicale, exige un niveau élevé de compétence, de précision et de connaissance. Le parcours académique et la formation continue jouent un rôle crucial pour garantir que les professionnels de ce domaine sont bien équipés pour offrir des soins sécuritaires et efficaces. Voici un aperçu du parcours académique typique et de l'importance de la formation continue dans cette spécialité.

1. Formation initiale :
   - **Études pré-médicales** : Comme pour d'autres professions médicales, un candidat en anesthésie commence souvent par une formation pré-médicale universitaire qui couvre les bases des sciences biologiques, chimiques et physiques.
   - **École de médecine** : Après avoir obtenu un diplôme pré-médical, l'étudiant entre à l'école de médecine pour un cursus de quatre à six ans (selon les pays), où il obtiendra son diplôme de médecin.

2. Formation spécialisée :
   - **Internat** : Après l'école de médecine, l'aspirant anesthésiste entre généralement dans un programme d'internat qui dure de un à deux ans, axé sur la pratique clinique générale.
   - **Résidence en anesthésie** : Suivant l'internat, une résidence en anesthésie est nécessaire. Celle-ci dure généralement entre trois et cinq ans et est centrée

exclusivement sur l'anesthésie et ses sous-spécialités.

3. Certification et agrément :
  • **Examen de certification** : Après la résidence, l'anesthésiste doit souvent passer un examen pour être certifié dans sa spécialité.
  • **Agrément** : En fonction de la juridiction, un anesthésiste peut également avoir besoin d'un agrément ou d'une licence pour pratiquer.

4. Formation continue :
La médecine, et en particulier l'anesthésie, est un domaine en constante évolution. Les nouvelles techniques, médicaments et technologies émergent régulièrement. Pour rester à jour :
  • **Cours et ateliers** : Des ateliers, séminaires et cours sont régulièrement organisés par des associations professionnelles ou des institutions académiques.
  • **Simulations cliniques** : Avec l'avènement de la technologie de simulation, les anesthésistes peuvent pratiquer des scénarios complexes dans un environnement sécurisé.
  • **Re-certification** : Certains pays ou régions exigent que les anesthésistes soient re-certifiés tous les quelques années, ce qui peut nécessiter de passer des examens ou de prouver une certaine quantité de formation continue.
  • **Lecture et recherche** : La lecture régulière de revues professionnelles et la participation à des projets de recherche peuvent également être encouragées ou exigées.

5. Sous-spécialités :
Comme pour d'autres domaines médicaux, l'anesthésie compte plusieurs sous-spécialités, comme l'anesthésie pédiatrique, l'anesthésie cardiaque ou la médecine de la

douleur. Chacune de ces sous-spécialités peut nécessiter une formation et une certification supplémentaires.

Le parcours académique et professionnel d'un anesthésiste est long et exigeant. Cependant, cette rigueur garantit que les patients reçoivent les meilleurs soins possibles lorsqu'ils sont les plus vulnérables. La formation continue est non seulement un impératif éthique, mais elle est essentielle pour garantir la sécurité, l'efficacité et l'évolution de la pratique anesthésique.

Opportunités de spécialisation dans le domaine de l'anesthésie

L'anesthésie est un vaste domaine médical qui offre de nombreuses opportunités de spécialisation. Chacune de ces spécialités nécessite une formation et une expertise spécifiques pour répondre aux besoins particuliers des patients. Voici un aperçu des principales sous-spécialités en anesthésie :

1. Anesthésie pédiatrique :
    - Cette spécialité se concentre sur la prise en charge anesthésique des nouveau-nés, des nourrissons, des enfants et des adolescents.
    - Elle nécessite une connaissance approfondie de la physiologie et des maladies spécifiques à cette tranche d'âge.

2. Anesthésie cardiaque :
    - Axée sur les patients subissant une chirurgie cardiaque, y compris les chirurgies de pontage et les interventions valvulaires.
    - Les anesthésistes cardiaques sont formés pour gérer les situations hémodynamiques complexes et utilisent souvent l'échocardiographie transœsophagienne.

3. Anesthésie obstétrique :
    Centrée sur la prise en charge des femmes pendant le travail et l'accouchement.
    Inclut la gestion de la péridurale, de la rachianesthésie et d'autres formes d'anesthésie pour la césarienne.

4. Médecine de la douleur :
    Se concentre sur la gestion et le traitement de la douleur chronique.
    Les procédures comprennent souvent des blocs nerveux, des injections épidurales et l'implantation de pompes à médicaments.

5. Anesthésie neurochirurgicale :
    Pour les patients subissant une chirurgie cérébrale ou spinale.
    Une connaissance spécialisée de la neurophysiologie et des techniques de monitorage est requise.

6. Anesthésie régionale et anesthésie pour la traumatologie :
    Se focalise sur les blocs nerveux pour des interventions spécifiques ou pour gérer la douleur après une chirurgie.
    Utile pour les chirurgies orthopédiques et traumatologiques.

7. Anesthésie ambulatoire :
    Pour les interventions qui permettent au patient de rentrer chez lui le jour même.
    Exige une maîtrise des techniques qui offrent une récupération rapide et minimisent les effets secondaires.

8. Soins intensifs en anesthésie :
   - L'anesthésiste-réanimateur se spécialise dans la prise en charge des patients gravement malades dans les unités de soins intensifs.
   - Ils gèrent les défaillances d'organes, les déséquilibres hémodynamiques et les complications respiratoires.

9. Anesthésie pour la transplantation :
   - Gestion des patients subissant des transplantations d'organes comme le foie, le cœur ou les reins.
   - Connaissance approfondie de la physiologie des organes et de l'immunosuppression nécessaire.

10. Recherche en anesthésie :
   - Pour ceux intéressés par la recherche académique et clinique.
   - Les sujets peuvent varier des mécanismes de l'anesthésie à l'amélioration des techniques et des médicaments.

Ces spécialités offrent aux anesthésistes la possibilité d'approfondir leurs compétences et leurs connaissances dans des domaines spécifiques, garantissant ainsi une prise en charge optimale des patients selon leurs besoins particuliers. La spécialisation permet également aux anesthésistes de collaborer étroitement avec d'autres professionnels de santé, créant ainsi une approche interdisciplinaire des soins aux patients.

Réseautage, mentorat et leadership en anesthésie

L'anesthésie, tout comme d'autres spécialités médicales, est en constante évolution. Pour s'épanouir et progresser dans ce domaine, il est essentiel de cultiver des relations professionnelles, d'adopter un rôle de leader et de bénéficier des conseils avisés de mentors. Abordons ces trois piliers :

1. Réseautage :
    Importance :
        Le réseautage permet de rencontrer des collègues, de partager des connaissances, des expériences et d'accéder à des opportunités de carrière ou de recherche.
        Il facilite également l'accès à des ressources, à des formations et à des innovations dans le domaine.
    Comment le faire :
        Conférences et séminaires: Participer à des congrès nationaux et internationaux dédiés à l'anesthésie pour rencontrer des experts et des pairs.
        Associations professionnelles : Adhérer à des organisations comme la Société d'Anesthésie et de Réanimation ou des entités internationales équivalentes.
        Réseaux sociaux professionnels : Utiliser des plateformes comme LinkedIn ou des forums spécialisés pour échanger avec des confrères du monde entier.

2. Mentorat :
    Importance :
        Un mentor fournit des conseils, partage ses expériences et guide le développement professionnel du mentoré.
        Le mentorat aide à la prise de décision, à la navigation dans les défis de carrière et à l'acquisition de compétences avancées.

- Comment le trouver :
  - **Programmes institutionnels** : Certains hôpitaux ou institutions académiques offrent des programmes de mentorat formels.
  - **Demande directe** : Si vous admirez un professionnel pour son expertise, n'hésitez pas à le solliciter pour un rôle de mentor.
  - **Groupes de discussion et ateliers**: Ils peuvent être l'occasion de rencontrer des mentors potentiels.

3. Leadership :
- Importance :
  - Les compétences en leadership permettent aux anesthésistes de diriger des équipes, d'améliorer les processus cliniques et de contribuer à l'évolution du domaine.
  - Un bon leader en anesthésie peut influencer positivement le déroulement des interventions, la sécurité des patients et le bien-être de l'équipe.
- Comment le développer :
  - **Formations spécifiques** : Participer à des programmes ou des séminaires axés sur le leadership médical.
  - **Engagement** : S'impliquer activement dans des comités hospitaliers, des groupes de travail ou des projets de recherche.
  - **Écoute et communication** : Cultiver ces compétences essentielles pour comprendre les besoins de l'équipe et pour prendre des décisions éclairées.

En résumé, la combinaison du réseautage, du mentorat et du leadership est cruciale pour tout anesthésiste souhaitant exceller dans sa carrière. Elle permet non seulement un développement professionnel, mais aussi une contribution significative à l'avancement de la spécialité et à l'amélioration des soins aux patients.

Chapitre 24 :
LES INNOVATIONS TECHNOLOGIQUES EN ANESTHÉSIE

L'émergence de l'anesthésie guidée par l'intelligence artificielle

Le monde médical est en plein bouleversement avec l'arrivée de l'intelligence artificielle (IA), et le domaine de l'anesthésie n'y échappe pas. Des systèmes automatisés aux algorithmes d'analyse, l'IA promet de révolutionner la manière dont les soins anesthésiques sont administrés. Plongeons-nous dans cette évolution captivante.

1. Contexte historique:
   - **Naissance de l'IA médicale** : Les premiers jalons de l'utilisation de l'IA en médecine ont été posés dans les années 1960 avec des systèmes d'aide au diagnostic.
   - **Adoption croissante** : Au cours des dernières décennies, l'IA a trouvé sa place dans diverses spécialités médicales, de la radiologie à la cardiologie, grâce à des avancées technologiques.

2. L'IA en anesthésie :
   - **Systèmes automatisés** : Des dispositifs ont été développés pour administrer des agents anesthésiques en se basant sur des paramètres physiologiques, optimisant ainsi la dose et réduisant le risque d'erreur.
   - **Analyse prédictive** : Grâce à l'IA, il est désormais possible d'analyser des milliers de données en temps réel pour anticiper des complications éventuelles pendant une intervention.

Gestion de la douleur : Des algorithmes peuvent aider à prédire la réponse d'un patient à différents analgésiques, permettant ainsi une gestion plus précise de la douleur postopératoire.

3. Avantages :

Précision accrue : L'IA peut traiter une quantité astronomique de données à une vitesse phénoménale, améliorant ainsi la précision des décisions cliniques.

Sécurité renforcée : Les systèmes d'IA peuvent identifier rapidement les anomalies, réduisant ainsi le risque de complications.

Optimisation du temps : L'anesthésiste peut se concentrer sur d'autres aspects de la prise en charge du patient, en confiant certaines tâches répétitives à l'IA.

4. Défis et préoccupations :

Fiabilité : Comme tout outil technologique, l'IA n'est pas infaillible. Sa dépendance à des données correctes et complètes est cruciale.

Éthique : Qui est responsable en cas d'erreur d'un système d'IA? Comment garantir la confidentialité des données patient?

Formation : L'intégration de l'IA dans l'anesthésie nécessite une formation spécifique des professionnels pour une utilisation optimale.

5. Perspectives d'avenir :

Personnalisation des soins : Avec l'avancement de l'IA, il sera possible d'offrir une anesthésie encore plus personnalisée en fonction du profil génétique, physiologique et historique de chaque patient.

Collaboration homme-machine : Plutôt que de remplacer les anesthésistes, l'IA se positionne comme un outil d'assistance, permettant une prise de décision conjointe et optimisée.

Recherche et innovation : L'IA ouvre la porte à de nouvelles méthodes de recherche, offrant des insights inédits et facilitant le développement de nouvelles techniques et médicaments anesthésiques.

L'intégration de l'intelligence artificielle dans le domaine de l'anesthésie est l'aube d'une nouvelle ère. Tout en reconnaissant ses immenses possibilités, il est essentiel d'aborder cette transition avec prudence, en plaçant toujours le bien-être et la sécurité du patient au centre des préoccupations.

Nouveaux dispositifs et équipements d'anesthésie

La technologie médicale évolue rapidement, et le domaine de l'anesthésie ne fait pas exception. Les innovations récentes en matière de dispositifs et d'équipements visent à améliorer la sécurité du patient, la précision de l'administration des médicaments, ainsi que le confort et l'efficacité du travail de l'anesthésiste. Voici un aperçu des avancées marquantes.

1. Systèmes d'administration automatisés des médicaments :

Pompes intelligentes : Ces pompes peuvent être programmées pour délivrer des doses spécifiques d'anesthésiques à des intervalles précis, réduisant ainsi le risque d'erreur humaine.

Systèmes de feedback en temps réel : Certains dispositifs modernes sont capables d'ajuster automatiquement la dose d'anesthésique en fonction de paramètres physiologiques, tels que la pression artérielle ou la saturation en oxygène.

2. Dispositifs avancés de gestion des voies aériennes :

   Vidéo-laryngoscopes : Ces appareils utilisent une petite caméra pour visualiser la trachée, facilitant l'intubation, surtout dans les cas difficiles.

   Masques d'intubation supra-glottique : Des versions améliorées de ces masques offrent une meilleure étanchéité et réduisent les risques d'aspiration.

3. Moniteurs patient améliorés :

   Moniteurs multi-paramétriques : Ces dispositifs consolident plusieurs mesures vitales en un seul écran, offrant une vue d'ensemble complète de l'état du patient.

   Capnographie : De nouveaux modèles de capnographes offrent des graphiques plus précis et des alertes en temps réel pour surveiller la ventilation du patient.

4. Systèmes d'analyse des gaz expirés :

   Ces dispositifs permettent de mesurer les concentrations de différents gaz dans l'air expiré par le patient, donnant des indications sur le métabolisme, la perfusion et la ventilation.

5. Stimulateurs nerveux périphériques :

   Utilisés pour localiser précisément les nerfs avant les blocs nerveux, ces dispositifs ont vu une amélioration de leur précision et de leur facilité d'utilisation.

6. Systèmes de réalité augmentée :

   Des lunettes de réalité augmentée peuvent guider l'anesthésiste pendant des procédures complexes, comme la pose d'un cathéter péridural, en superposant des images anatomiques à la vue réelle.

7. Dispositifs portables :
Des moniteurs compacts et portables permettent désormais de surveiller les patients en dehors du bloc opératoire, par exemple lors du transport.

8. Systèmes d'information en anesthésie :
Ces systèmes numériques centralisent les données du patient, facilitent la documentation et peuvent même s'intégrer à des dossiers médicaux électroniques pour une meilleure coordination des soins.

La technologie en anesthésie est en constante évolution, avec pour objectif d'améliorer la qualité et la sécurité des soins. Ces innovations, tout en étant prometteuses, nécessitent une formation continue des professionnels pour garantir une utilisation optimale et sécuritaire.

La télémédecine et son rôle en anesthésie

La télémédecine, définie comme la prestation de services médicaux à distance grâce aux technologies de l'information et de la communication, a connu une croissance exponentielle ces dernières années. Dans le domaine de l'anesthésie, elle offre des opportunités uniques pour améliorer l'accès aux soins, la qualité et l'efficacité. Voici un tour d'horizon de son rôle en anesthésie.

1. Évaluation préopératoire à distance :
Les consultations pré-anesthésiques peuvent être effectuées via vidéoconférence, permettant d'évaluer l'état général du patient, de recueillir son historique médical, et de le préparer à l'intervention.

Ces évaluations sont particulièrement utiles pour les patients éloignés des centres médicaux ou pour ceux ayant des difficultés à se déplacer.

2. Suivi postopératoire :
Après une chirurgie, la télémédecine permet de surveiller l'évolution du patient, d'évaluer sa douleur, d'ajuster les traitements analgésiques, et de répondre à ses questions ou préoccupations.

3. Formation et éducation :
Les plateformes de télémédecine facilitent la formation continue des anesthésistes, permettant des échanges en temps réel avec des experts, des séminaires en ligne, ou même des simulations.

4. Assistance en temps réel :
Dans les régions éloignées ou dépourvues de spécialistes, un anesthésiste peut guider un professionnel de santé moins expérimenté via télémédecine pendant une procédure, offrant des conseils et une expertise en temps réel.

5. Coordination avec d'autres spécialistes :
La télémédecine facilite la collaboration entre l'anesthésiste et d'autres spécialistes (cardiologues, pneumologues, etc.) pour une prise en charge multidisciplinaire, surtout pour des patients présentant des comorbidités complexes.

6. Surveillance à distance :
Certains équipements permettent la transmission en temps réel des paramètres vitaux d'un patient à un centre de surveillance, où un anesthésiste peut intervenir en cas de déviation des normes.

7. Accès à des bases de données et outils d'aide à la décision :

   - Les systèmes de télémédecine peuvent s'intégrer à des bases de données médicales, offrant à l'anesthésiste des informations actualisées et des outils d'aide à la décision pendant une procédure.

Challenges et considérations éthiques :

   - La télémédecine en anesthésie, comme dans d'autres spécialités, soulève des questions relatives à la confidentialité des données, à la sécurité des informations transmises, ainsi qu'à la responsabilité médicale.
   - Il est essentiel que les plateformes utilisées respectent les normes de sécurité et les réglementations en vigueur.

La télémédecine offre des opportunités considérables pour améliorer la pratique de l'anesthésie, surtout dans les régions mal desservies. Toutefois, son adoption nécessite une formation appropriée des professionnels, une infrastructure technologique robuste, ainsi qu'une réglementation claire pour garantir la sécurité et l'efficacité des soins.

Chapitre 25 :
L'AVENIR DE L'ANESTHÉSIE

Innovations technologiques et leur impact

L'anesthésie, comme de nombreux autres domaines médicaux, est en constante évolution grâce aux innovations technologiques. Ces avancées transforment la manière dont les procédures anesthésiques sont effectuées, améliorent la sécurité du patient et augmentent l'efficacité du personnel médical.

1. Moniteurage avancé :
   Dispositifs non invasifs : Les innovations telles que la mesure non invasive de la pression artérielle continue et la saturation en oxygène du cerveau permettent une surveillance en temps réel sans le désagrément des dispositifs invasifs.
   Échographie en point de service : Devenue un outil essentiel en anesthésie, elle facilite la visualisation des structures anatomiques, notamment pour la réalisation de blocs nerveux ou l'insertion de cathéters.

2. Anesthésie informatisée :
   Les **systèmes d'administration d'anesthésie assistés par ordinateur** permettent une délivrance plus précise des agents anesthésiques, en ajustant en temps réel la dose selon les besoins du patient.

3. Systèmes d'information en anesthésie (SIA) :
   Ces systèmes centralisent les données du patient, facilitent la documentation, optimisent la facturation,

et peuvent s'intégrer aux dossiers médicaux électroniques, améliorant ainsi la coordination des soins.

4. Intelligence artificielle et apprentissage automatique :
   Ces technologies commencent à être intégrées en anesthésie, par exemple pour prédire les risques ou complications chez un patient, pour guider la prise de décision, ou pour optimiser la gestion de la douleur post-opératoire.

5. Réalité augmentée et réalité virtuelle :
   Ces outils peuvent servir à la formation et à la simulation, permettant aux anesthésistes de s'entraîner à réaliser des procédures complexes dans un environnement virtuel sécurisé.
   La réalité virtuelle est également étudiée comme moyen de réduire l'anxiété préopératoire des patients, en les plongeant dans des environnements apaisants.

6. Wearables et objets connectés :
   Des dispositifs portables peuvent surveiller les signes vitaux des patients après une intervention, transmettant les données en temps réel aux professionnels de santé, et permettant une intervention rapide en cas d'anomalie.

7. Robotique en anesthésie :
   Bien que la robotique soit surtout associée à la chirurgie, des robots-guides ou des assistants robotisés peuvent également être utilisés pour réaliser certaines tâches en anesthésie, comme la préparation et l'administration de médicaments.

Impact des innovations :
   Amélioration de la sécurité : Une surveillance accrue et des dispositifs plus précis réduisent les risques d'erreurs et de complications.

Optimisation du temps : Les systèmes automatisés ou assistés libèrent du temps, permettant aux anesthésistes de se concentrer sur d'autres aspects des soins.

Formation renforcée : La simulation, la réalité virtuelle et d'autres outils technologiques offrent des opportunités de formation plus variées et plus complètes.

Personnalisation des soins : Les outils d'analyse de données permettent de mieux comprendre les besoins spécifiques de chaque patient et d'ajuster les soins en conséquence.

Les innovations technologiques en anesthésie ouvrent la voie à des soins plus sûrs, plus efficaces et plus personnalisés. Elles nécessitent cependant une formation continue des professionnels, une adaptation des protocoles, et une évaluation constante pour garantir qu'elles soient utilisées de manière optimale.

Recherche et développement en anesthésie

La recherche et le développement (R&D) jouent un rôle crucial dans l'évolution et l'amélioration de l'anesthésie. Alors que l'anesthésie a déjà parcouru un long chemin depuis ses débuts, des efforts continus sont déployés pour affiner les techniques, améliorer la sécurité du patient et optimiser les résultats chirurgicaux. Voici un aperçu de la R&D en anesthésie.

1. Nouveaux agents anesthésiques :

Objectif: Développer des médicaments qui offrent une induction et une récupération plus rapides, qui sont moins toxiques et qui ont moins d'effets secondaires.

Progrès actuels: Des études sont menées sur des agents qui ciblent des voies neuronales spécifiques, minimisant ainsi les effets secondaires tout en assurant une anesthésie adéquate.

2. Méthodes d'administration :

La recherche vise à améliorer la précision de l'administration des médicaments, à réduire les erreurs et à assurer une anesthésie constante et adaptée au patient.

L'utilisation de pompes et de dispositifs automatisés permettant de contrôler avec précision la délivrance d'agents anesthésiques est un domaine en plein essor.

3. Amélioration du monitorage :

L'objectif est de surveiller les patients de manière plus complète et précise, permettant une détection précoce des complications potentielles.

Des technologies émergentes, comme les moniteurs d'oxygénation cérébrale et les échographies portables, sont en cours d'étude pour leur utilité en anesthésie.

4. Techniques non pharmacologiques :

La R&D explore également des méthodes non médicamenteuses pour induire l'anesthésie ou la sédation, comme la stimulation magnétique transcrânienne.

5. Anesthésie personnalisée :

Avec l'avènement de la médecine personnalisée, des recherches sont menées pour adapter l'anesthésie à la génétique et à la physiologie individuelle du patient.

6. Sécurité et qualité :
La recherche sur les erreurs médicales, les complications et les mesures préventives est essentielle pour améliorer la sécurité en anesthésie.

7. Anesthésie dans des conditions spéciales :
La R&D s'intéresse également à l'anesthésie dans des situations spécifiques, comme les urgences extrêmes, les catastrophes naturelles ou les conditions de faibles ressources.

8. Impact environnemental :
Certains agents anesthésiques ont un potentiel de réchauffement global. La recherche vise à développer des alternatives plus écologiques.

9. Collaboration interdisciplinaire :
La R&D en anesthésie n'est pas isolée. Elle collabore avec d'autres domaines tels que la pharmacologie, la neurologie, la biotechnologie, l'ingénierie médicale, et d'autres spécialités pour développer des solutions innovantes.

La recherche et le développement en anesthésie visent à améliorer constamment les soins prodigués aux patients. En explorant de nouvelles techniques, médicaments et technologies, et en collaborant avec d'autres disciplines, l'anesthésie continue de progresser vers des soins plus sûrs, plus efficaces et plus personnalisés pour les patients du monde entier.

La vision du futur : l'infirmier anesthésiste de demain

L'anesthésie, tout comme d'autres domaines de la médecine, est en constante évolution, guidée par les avancées technologiques, les découvertes scientifiques, et les besoins changeants de la société. Dans cette trajectoire de progrès, le rôle de l'infirmier anesthésiste est appelé à évoluer et à s'adapter. Examinons de plus près à quoi pourrait ressembler l'infirmier anesthésiste de demain.

1. Intégration poussée de la technologie :
   - L'infirmier anesthésiste de demain sera probablement encore plus à l'aise avec les technologies de pointe, utilisant des outils tels que l'intelligence artificielle pour le monitorage du patient, la télémédecine pour les consultations, ou encore la réalité augmentée pour la formation continue.

2. Expertise multidisciplinaire :
   - La complexité croissante des cas, avec des patients ayant de multiples comorbidités, nécessitera une expertise dans plusieurs disciplines. L'infirmier anesthésiste pourrait avoir des compétences avancées en cardiologie, neurologie, ou pharmacologie, par exemple.

3. Centré sur le patient :
   - La tendance vers des soins plus personnalisés se renforcera. L'infirmier anesthésiste de demain sera hautement qualifié pour comprendre et répondre aux besoins individuels des patients, intégrant des éléments tels que la génétique, le mode de vie, ou encore les préférences personnelles dans le plan d'anesthésie.

4. Leader et éducateur :
   - Au-delà des soins directs, l'infirmier anesthésiste jouera un rôle accru en matière de leadership au sein des équipes médicales, contribuant à l'élaboration de protocoles, à la formation des nouvelles générations, et à la sensibilisation du public aux questions liées à l'anesthésie.

5. Adaptabilité et résilience :
   • Face à un environnement médical en constante mutation, la capacité à s'adapter rapidement aux nouvelles situations, que ce soit une pandémie, une avancée technologique ou un nouveau médicament, sera essentielle.

6. Engagement envers la durabilité :
   • La préoccupation pour l'environnement et la durabilité s'intensifiera. Cela signifie que l'infirmier anesthésiste sera impliqué dans des choix qui minimisent l'impact environnemental, que ce soit par le choix des médicaments, l'utilisation d'équipements éco-responsables ou l'adoption de pratiques durables.

7. Éthique et humanisme :
   • Malgré les avancées technologiques, l'aspect humain des soins restera au cœur de la profession. La capacité à interagir avec empathie, à comprendre les dilemmes éthiques et à défendre les droits du patient sera d'une importance primordiale.

Le futur de l'infirmier anesthésiste semble prometteur, marqué par l'innovation, la spécialisation, et une profonde humanité. Ces professionnels de la santé continueront d'être des piliers essentiels du parcours chirurgical du patient, en veillant à assurer sécurité, confort et respect de chaque individu.

Chapitre 26 :
RESSOURCES
ET RÉFÉRENCES COMPLÉMENTAIRES

Livres de référence et articles clés

L'anesthésie est un domaine vaste et en constante évolution. Afin de fournir une formation adéquate et de rester à jour avec les dernières découvertes et techniques, il est essentiel de se référer à des ouvrages et articles de référence. Voici une liste non exhaustive des incontournables en la matière :

Livres de référence :
- **Miller's Anesthesia** de Ronald D. Miller et al.
    - Un incontournable pour tout professionnel en anesthésie. Cet ouvrage offre une couverture complète de la discipline, des bases fondamentales aux applications cliniques.
- **Basics of Anesthesia** de Robert K. Stoelting et Ronald D. Miller.
    - Une introduction concise et claire à la pratique de l'anesthésie, idéale pour les débutants ou comme guide de révision.
- **Clinical Anesthesia** de Paul G. Barash, Bruce F. Cullen, et Robert K. Stoelting.
    - Un guide détaillé sur les aspects cliniques de l'anesthésie, avec une mise en avant des dernières techniques et recommandations.
- **Morgan & Mikhail's Clinical Anesthesiology** de John F. Butterworth, David C. Mackey, et John D. Wasnick.

- Un autre ouvrage essentiel qui offre une vision complète des aspects cliniques de l'anesthésie.
- **Anesthesia and Co-Existing Disease** de Robert K. Stoelting et Stephen F. Dierdorf.
  - Un guide spécialisé pour la prise en charge des patients ayant des comorbidités, offrant des stratégies d'anesthésie adaptées à chaque pathologie.

Articles clés :
Il est difficile de lister des articles spécifiques car la recherche en anesthésie est constamment mise à jour. Toutefois, voici quelques journaux de référence où l'on peut trouver des articles essentiels :
- **Anesthesiology** - Le journal officiel de l'American Society of Anesthesiologists. Il publie des recherches cliniques et expérimentales, des revues, et des articles éducatifs.
- **British Journal of Anaesthesia** - Un journal international qui couvre tous les aspects de l'anesthésie.
- **Anesthesia & Analgesia** - Publie des recherches sur la pratique clinique, l'éducation, et les politiques liées à l'anesthésie.
- **European Journal of Anaesthesiology** - Focalisé sur la recherche clinique et fondamentale en anesthésie, réanimation, et médecine de la douleur.

Conseil : La littérature médicale évolue rapidement, il est donc essentiel de consulter régulièrement les bases de données médicales, telles que PubMed ou Medline, et de suivre les conférences professionnelles pour rester à jour avec les dernières publications clés.
Livres de référence :
- **Précis d'anesthésie et de réanimation** de Olivier Fourcade, Bernard Geeraerts et Pierre Coriat.

- Une référence en matière d'anesthésie et de réanimation, couvrant aussi bien les bases fondamentales que les applications cliniques.
- Anesthésie-Réanimation en chirurgie cardiaque de Gilles Gueret et Pascal Rozec.
  - Cet ouvrage se focalise sur l'anesthésie cardiaque, un sous-domaine particulièrement spécialisé et complexe.
- **Pharmacologie en anesthésiologie** de Serge Molliex, Bruno Riou et Olivier Fourcade.
  - Un guide dédié aux médicaments et agents utilisés en anesthésie, offrant une vue d'ensemble de leur pharmacodynamie, pharmacocinétique et effets secondaires.
- **Urgences en anesthésie** de Yannick Le Manach, Pierre-Géraud Claret et Thomas Fuchs-Buder.
  - Un livre qui se penche sur les situations d'urgence en anesthésie, fournissant des protocoles et des recommandations.
- **Anesthésie pédiatrique** de Gérard Pons et Véronique Gauthier-Moulinier.
  - Cet ouvrage aborde les particularités de l'anesthésie chez l'enfant, une discipline en soi.

Articles clés :

La recherche en anesthésie est dynamique et constante. Pour les articles, il est recommandé de suivre les journaux médicaux francophones de renom. Voici quelques suggestions :

- **Annales Françaises d'Anesthésie et de Réanimation** - Un journal de référence pour les anesthésistes-réanimateurs francophones. Il publie des recherches, des revues et des recommandations.
- **La Revue des SAMU** - Même si elle se focalise principalement sur la médecine d'urgence, elle aborde également des sujets pertinents en matière d'anesthésie.

- **Douleurs : Évaluation - Diagnostic - Traitement -** Un journal spécialisé sur la prise en charge de la douleur, y compris les aspects liés à l'anesthésie.

Conseil : Comme pour les ouvrages anglophones, la recherche médicale évolue rapidement. Il est donc recommandé de consulter régulièrement des bases de données comme PubMed (même si les articles sont majoritairement en anglais, des recherches ciblées peuvent aider à trouver des articles en français), et d'assister à des conférences et des formations en langue française pour rester à jour.

Organisations professionnelles et conférences

Les organisations professionnelles jouent un rôle primordial dans la formation continue, la mise à jour des protocoles et la promotion de la recherche en anesthésie. Voici quelques-unes des principales organisations et conférences francophones dans ce domaine.

Organisations professionnelles :
- **Société Française d'Anesthésie et de Réanimation (SFAR)** : C'est la principale organisation pour les anesthésistes-réanimateurs en France. Elle propose des recommandations, des formations et des événements tout au long de l'année.
- **Collège National des Anesthésistes Réanimateurs Libéraux (CNARL)** : Il représente les anesthésistes-réanimateurs exerçant en libéral.
- **Association des Anesthésiologistes du Québec (AAQ)** : Elle représente les anesthésiologistes au Québec et offre des programmes de formation continue.

- **Société Belge d'Anesthésie et de Réanimation (SBAR)** : Une organisation représentant les anesthésistes en Belgique, offrant également des programmes de formation.

Conférences notables :
- **Congrès annuel de la SFAR** : C'est le principal événement pour les anesthésistes-réanimateurs en France. Il offre une multitude de conférences, d'ateliers et de sessions sur les dernières avancées dans le domaine.
- **Journées Franco-Suisses d'Anesthésie** : Une rencontre annuelle entre les anesthésistes de France et de Suisse.
- **Congrès de l'AAQ** : Il rassemble les anesthésiologistes du Québec et d'ailleurs pour discuter des dernières avancées et des meilleures pratiques.
- **Journées Belges d'Anesthésie** : Organisées par la SBAR, elles rassemblent des professionnels de Belgique et des pays voisins.
- **Renc'AR** : Une réunion annuelle en anesthésie-réanimation dédiée à la pratique quotidienne et aux innovations.

Outre ces conférences spécifiquement francophones, il existe de nombreux événements internationaux où l'anglais est la langue principale, mais qui sont également pertinents pour les anesthésistes francophones. Ces événements, tels que le congrès de l'European Society of Anaesthesiology, peuvent être une excellente occasion d'échanger avec des collègues du monde entier et d'en apprendre davantage sur les avancées internationales dans le domaine de l'anesthésie.

Réseautage et communautés professionnelles

Dans le domaine médical, et plus précisément en anesthésie, le réseautage et l'appartenance à des communautés professionnelles sont essentiels. Ils permettent aux professionnels d'échanger des connaissances, de partager des expériences, de s'informer sur les dernières avancées, de trouver des opportunités de formation continue et de collaborer sur des projets de recherche.

Pourquoi est-ce important de réseauter ?
- **Échange de connaissances** : Discuter avec des collègues permet d'apprendre des nouvelles techniques, des nouveaux protocoles et des dernières avancées en matière de soins et de traitements.
- **Opportunités professionnelles** : Le réseautage peut conduire à des opportunités d'emploi, des invitations à des conférences ou des collaborations de recherche.
- **Soutien professionnel et émotionnel** : Les défis cliniques peuvent être stressants. Discuter avec des collègues qui ont vécu des expériences similaires peut offrir du soutien et des perspectives différentes.

Où et comment réseauter ?
- **Conférences et congrès** : Assister à des conférences professionnelles est l'une des meilleures façons de rencontrer des collègues et d'échanger des idées.
- **Ateliers et formations** : Ils offrent souvent des occasions de travailler en petits groupes et de nouer des liens plus étroits avec d'autres professionnels.
- **Communautés en ligne** : Des forums, des groupes Facebook, LinkedIn et d'autres plateformes sociales

offrent des espaces pour échanger, poser des questions et partager des ressources.

- **Associations et sociétés professionnelles** : Rejoindre une organisation professionnelle est essentiel pour tout anesthésiste. Ces groupes offrent souvent des ressources précieuses, des événements de formation et des opportunités de bénévolat.

Communautés professionnelles notables en anesthésie :

- **Société Française d'Anesthésie et de Réanimation (SFAR)** : Outre ses conférences, la SFAR propose des ateliers, des groupes de travail et des ressources en ligne pour ses membres.
- **Forum Anesthésie-Réa** : C'est un forum en ligne où les anesthésistes peuvent discuter de sujets cliniques, partager des expériences et demander des conseils.
- **Groupes d'intérêt spécifique** : Il existe de nombreux groupes d'intérêt spécifique, tels que ceux axés sur l'anesthésie pédiatrique, la gestion de la douleur ou l'anesthésie en obstétrique.

Finalement, le réseautage en anesthésie n'est pas seulement une occasion d'apprendre, mais aussi de contribuer. Partager ses propres expériences et connaissances peut aider d'autres professionnels et enrichir la communauté dans son ensemble.

Retrouvez chacun de mes livres publiés sur Amazon sur le lien suivant :

https://www.amazon.fr/dp/B0CP8T3K57

Pour un prix unitaire beaucoup plus intéressant, vous pouvez également acheter l'intégralité de mes livres en format e-books (pdf) sur le site internet suivant :

http://espaceformation-ide.com

Avec toute ma considération…

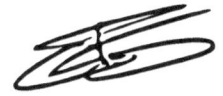

www.ingramcontent.com/pod-product-compliance
Lightning Source LLC
Chambersburg PA
CBHW072157290526

45794CB00004B/1542